中医临证思维

主编

禤国维

全国百佳图书出版单位

中国中医药出版社

·北京·

图书在版编目（CIP）数据

中医临证思维 / 禤国维主编 . —北京：中国中医药出版社，2023.12

ISBN 978 – 7 – 5132 – 8454 – 7

Ⅰ . ①中… Ⅱ . ①禤… Ⅲ . ①中医临床 Ⅳ . ① R24

中国国家版本馆 CIP 数据核字（2023）第 187123 号

中国中医药出版社出版

北京经济技术开发区科创十三街 31 号院二区 8 号楼
邮政编码 100176
传真 010-64405721
河北品睿印刷有限公司印刷
各地新华书店经销

开本 710×1000 1/16 印张 16.25 字数 213 千字
2023 年 12 月第 1 版 2023 年 12 月第 1 次印刷
书号 ISBN 978 – 7 – 5132 – 8454 – 7

定价 98.00 元
网址 www.cptcm.com

服 务 热 线 010-64405510
购 书 热 线 010-89535836
维 权 打 假 010-64405753

微信服务号 zgzyycbs
微商城网址 https://kdt.im/LIdUGr
官 方 微 博 http://e.weibo.com/cptcm
天猫旗舰店网址 https://zgzyycbs.tmall.com

如有印装质量问题请与本社出版部联系（010-64405510）
版权专有 侵权必究

本专著受国家重点研发计划资助

项目名称

基于"道术结合"思路与多元融合方法的名老中医经验传承创新研究

（项目编号：2018YFC1704100）

第二课题组

东部地区名老中医学术观点、特色诊疗方法和重大疾病防治经验研究

（课题编号：2018YFC1704102）

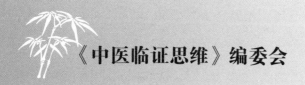

《中医临证思维》编委会

主　编　禤国维

副主编　陈达灿　李红毅　刘　炽

编　委　高燕翔　吴元胜　周登威　胡天祥

　　　　党若楠　梁家芬　熊述清　裴　悦

　　　　叶韵婷　黄绮然　王武浩　周　莎

内容简介

本书论述中医临证思维的主线：直觉体验－基本观念－思维结构－公理体系－病因、病位、病性推理。全书分为理论篇和临床篇。理论篇的第一章概论中医整体思维、辨证思维、平衡思维、共性思维、模式思维；第二章阐述"气－阴阳－五行"思维结构及这一思维结构背后的"天人合一"观念；第三章运用公理演绎体系重构《伤寒论》，突出六经病－八纲证模型，展现辨病因、病位和病性的逻辑推理。第四章阐述中医临证思维的传承创新。临床篇选用了禤国维国医大师的医案和查房实录，介绍中医临证思维的实际运用，可参照理论篇解读。

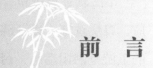

前　言

　　在历史的长河中，人类不懈地追求真、善、美的境界。在现代语境下，科学、逻辑求真，应用技术求善，艺术求美。医学乃性命所系，始终集人类文明成果之大成，尤其追求至真、至善、至美。因此，中医临证思维必定遵循传承、创新和不断完善的过程。

　　中医临证思维包括中医、临证、思维三层意思。中医学是指继承了中国文化"言""象""意"传统的医学理论体系。临证是指中医面对疾病对象的思维结果是"证"。思维是指人的认知能力。"证"与医学理论体系、疾病、思维三者的关系密不可分。

　　掌握传统的医学理论体系是中医临证的基础。中国传统文化朝着意象思维的方向发展了数千年。《黄帝内经》以意象思维构建了天人合一观念下的气－阴阳－五行理论体系，突出地显现了古典东方思维的意象之美。"明于阴阳，如惑之解，如醉之醒。"这句话道出了古人获得阴阳直觉理性思维之后的欢喜之情。传统中医学以阴阳平衡思维一以贯之。阴阳不但将事物一分为二，而且保持其整体意象的诗性。在没有现代科学技术的时代，人们以自己的心灵和躯体在"虚静"的境界下体验阴阳之真实存在。即使在现代科学技术高度发达的情况下，体恤病情仍然需要"虚静"，对患者外显的症状之象予以敏锐地感知。医患相对之际，患者之苦即如医者自身之苦。医者以"无缘大慈，同体大悲"的情怀，对患者的痛苦感同身受。《黄帝内经》正是刻画了中医学的心意之美，慈悲之怀，体现了医学的最高宗旨和天人合一的深远意境。

中医临证思维包含了严密的逻辑演绎过程。临证过程遵循病脉相应，以病统证，以证统法，以法统方，以方统药。这个逻辑演绎过程的上游是阴阳动态平衡的公理，下游是对药物阴阳性质的人体试药经验，中游是概念、判断、推理。张仲景以天才的思维能力，集意象、科学、逻辑为一体，上承阴阳公理，下达人体经验，以逻辑演绎构建辨证论治体系，创作了《伤寒论》，成为千百年来中医临证思维和实践相结合的典范。他的意象性继承了《黄帝内经》等前人著作的精神，科学性继承了古人亲身尝药得到的经验事实，逻辑性突破了意象思维而为创立体系做出铺垫。

中华传统文化以显著的直觉理性与西方文化的科学理性交相辉映。时值东西方文化大交流、大融合的时代，人类的思维能力得到了巨大的发展。中医药学是中华传统文化的精华，我们有责任谦虚地置身于古人的历史文化背景下，努力传承好祖先留下的宝贵遗产。在现代文化转型中，我们也有责任吸取人类文明的新成果，以现代人的思维方式解构和重建古典的东方理性，使祖先的智慧在新时代永葆青春，绽放诗意之美、科学之真、医学之善。

本书为继承和创新中医临证思维贡献微薄之力，旨在抛砖引玉。

禇国维

2023 年 10 月

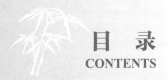

目 录
CONTENTS

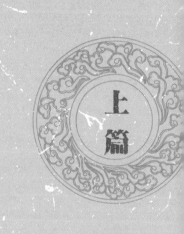

上篇

理论篇

第一章　中医临证思维概论

中医学和思维学各自属于两种不同的学科体系，中医学属于理论实践的范畴，思维学归属于逻辑哲学的范畴。在理论及临床研究过程中，中医学与思维学常出现多重学术关系的交叉和统一。在人类文明的发展过程中，包含在哲学体系的思维学对人类的进化及生产实践活动，从思想的高度，发挥认识、指导、发现规律、应用创新等作用；从这一方面讲，起指导实践作用的思维学与以临床实践为目的的中医学的交融是必然的。实际上，中医学从创立之初，就内蕴自身独特的思维逻辑方式，如阴阳论、五行论、天人合一观等，这种思维建立并根源于中国古代朴素的哲学基础上。随着时代生产力的变革和文化的繁荣，中医思维也得到了逐步的丰富与完善，其思想光辉一直蕴藏在浩瀚的中医典籍之中，并传承至今。

近年来，中医思维学的概念愈发被各种学术场合及期刊提及，成为中医学术研究者的共识专业概念，并在不断地研究中，演变成为一门融合中医学、中国古代哲学、中国传统文化等多学科精粹的新的独立学科。探微中医思维，特别是中医临证思维，对中医学未来的发展有重要指导价值。

中医临证思维实际上就是指中医学对生命和疾病的认知方式。国医大师禤国维结合行医体会，归纳了整体思维、辨证思维、平衡思维、共性思维、模式思维五种中医临证思维，用于阐释中医学传统的气－阴阳－五行理论。五种中医临证思维在古今之间搭建了一座沟通的桥梁，对中医药理论传承和创新富有启发。以下以五种思维为纲，进行阐述。

第一节　整体思维

整体就是统一性和完整性。人类社会及科学技术发展到今天，系统、可持续、整合、集成、组织……等概念方兴未艾，大到世界政治经济、国家管理，小到企业组织运作、医学保健，对整体的认识和把握总是解决问题的焦点。中医学是一门系统的科学，中医学在其起源至发展的每个阶段，都以整体思维认识人体，认为人与天地万物，自身形体与内神，内在的五脏六腑、经络、气血津液和七情等之间，均存在细微紧密的联系与沟通。整体观是中医学理论的基础，是古代唯物论和自然辩证法思想在中医学的体现，它贯穿于中医学生理、病理、诊法、辨证、治疗、预防养生等整个理论体系之中。

中医学自始至终将人体置身于天地宇宙之间，人与自然相互统一，《素问·宝命全形论》曰："人以天地之气生，四时之法成。""天地合气，命之曰人。"《灵枢·五癃津液别》亦云："天暑衣厚则腠理开，故汗出……天寒则腠理闭，气湿不行，水下流于膀胱，则为溺与气。"人为社会中人，人体的变化同样与社会人文环境密切相关，中医学主张"中知人事""治病亦不失人情"，《黄帝内经》中讲"凡欲诊病者，必问饮食居处，暴乐暴苦，始乐后苦，皆伤精气，精气竭绝，形体毁沮"即是体现，亦如李中梓于《医宗必读》中指出："大抵富贵之人多劳心，贫贱之人多劳力……劳心则中虚而筋柔骨脆，劳力则中实而骨劲筋强……故富贵之疾，宜于补正；贫贱之疾，利于攻邪。"这一宏观一体的思维决定了中医学独特的诊病治病的思路。中医学重视宏观机体表现于外的异常征象，运用望闻问切合参构思，把分散的表征与病机组合成具有整体联系的综合证候，从宏观认识上，总体把握病情，进而系统指导治疗。对于养生，古代医家顺应自然，兼顾形神一体，五脏一体，形成了独具特色的整体养生观。正如《素问·四气调神大论》所言："夫四时阴阳者，万物之根本也。所以圣人春夏养阳，秋冬养阴，以从其根，故与万物沉浮于生长之门。"《灵枢·本神》"故智者之养生也，必顺四时而适寒暑，和喜怒而安居处，节阴阳而调刚柔。如是则僻邪不至，长生久视"作为中医思维的首要思维，整体观对中医学基础理论的建构起到了主导的作用。

在西方医学中，随着显微镜的出现，人们开始逐渐把视野深入到更微观的结构中去，生物及细胞之间的个性差异特征愈来愈被放大，各个病种及病理之间的细微差别逐渐被探明，这些极大地促进了生物及其他各科学的进步。中医学领域也慢慢开始探究中医治疗在现代生命科学中的依据及中药的分子结构、代谢过程和复方的机体内在作用原理，亦取得部分研究成果。中医学的"微观"研究为其适应现代临床发展提供了切入点，也在一定程度上促进了中医药的现代化、国际化进展，进而获得多方面的支持和持久的发展需求；但另一方面，过于把研究精力放在"微观"上，忽视中医"整体思维"的理论支撑，将使中医的发展丧失精髓特色。

第二节　辨证思维

辨证思维是中医学的另一纲领性思维，体现了中医学在整体认识下又注重具体的、个体化差异的观念，注意了人体的复杂性、非线性特点。中医学十分重视自身的理论体系在个体化中的应用，中医学的思维逻辑丰富蕴含在解决各种具体化问题的过程中。在长期的临床实践中，中医逐渐形成了基于四诊基础上的辨证论治的诊疗思想，探索出辨证性质的概念、判断及推理模式，构建了矛盾分析式的辨证逻辑体系。在科技欠发达的古代，人类对自身组织结构了解甚微，中医即在实践中运用矛盾分析方法，在对立统一中把握生命运动在不同层次、不同方面及不同阶段的运动变化规律。张仲景的六经辨证，张景岳、程钟龄等医家的八纲辨证，温病学派的三焦及卫气营血辨证等均是中医学具体问题具体分析的智慧体现。

中医学辨证思维以"阴阳"为总纲和逻辑开端，以阴阳学说的对立制约、依存互根、消长转化和动态平衡观作为对立统一思维律。《易经·系辞》曰："一阴一阳之谓道。"认为整个世界由阴阳两大势力组成，二者对立又统一，是构成世间一切事物内部共同具有的相互对立而又相互消长的两种基本因素，它最早提出了中国哲学以阴阳为主的辨证思维，继而被中医学所接受和吸收，《黄帝内经》及后世医家典籍均借助了阴阳这一概念和命题来认识和说明人体的生理和病理，并被不断充实和弘扬，成为后世各种中医辨证学说创立的思想基础。在阴阳理论指导下的中医辨证分型论治，可全面把握病人的机体特性，掌握疾病的发展规律、严重程度和总体预后判断，选择适当的治疗时机和方法。中医的辨证思维是在整体思维下，统一人体与自然的关系，在明辨脏腑、经络、七情等因人制宜的要素基础上，因时制宜、因地制宜，如《灵枢·顺气一日分为四时》中所论"春生、夏长、秋收、冬藏，是气之常也。人亦应之"，《素问·五常政大论》"西北之气，散而寒之，东南之气，收而温之"，"是以地有高下，气有温凉，高者气寒，下者气热"皆是中医辨证思维广泛而具体的应用体现。

传统中医学的辨证思维主要是辨证论治，即在结合四诊八纲的基础上，收集患者各种表观病理征象，司外揣内，审证求因，综合分析判断，来总体把握疾病本质，指导运用理、法、方、药对疾病进行诊疗。随着时代的变迁，中医学的辨证思维也在与时俱进，在传统诊疗的基础上，正不断融合现代循证医学的方法提高辨证论治水平，亦借助实验研究使临床有效经验和成果得到客观量化的数据证明，这些成果促进了临床实践的应用和推广继承。中医学的传统四诊也结合了日益发达的现代检测技术和手段，拓展了传统中医诊疗的视野和思路，改变了传统辨证的主观化不足，实现精准化、规范化辨证。众多现代先进生物技术，如病理生理学、细胞生物学和分子生物学等微观诊疗技术的不断完善和发展，加之患者对自身机体日益的重视关注和对精细化、直观化的诊疗要求，也使中医不断改进传统模糊的辨证诊疗模式，将辨证与辨病相结合，实现在整体辨证的基础上，对"病"有针对性的判别治疗，使辨证论治有更加明确的目标，帮助制定更加可行的个性化治疗方案，获得更好的临床疗效和预期。

第三节 平衡思维

阴阳是中医学辨证的总纲，决定了中医学对人体"阴平阳秘"的生理状态和阴阳失和的病理状态的认识，如《素问·生气通天论》所言"阴平阳秘，精神乃治；阴阳离决，精气乃绝"，"凡阴阳之要，阳密乃固，两者不和，若春无秋，若冬无夏，因而和之，是谓圣度"。阴阳调和，则"正气存内，邪不可干"，人则无病；阴阳不和，则引起人体气血运行紊乱，脏腑经络功能失调而百病丛生。因此，调和阴阳，使机体平衡和谐，是中医学治疗的基本原则。

"以平为期""阴平阳秘"是中医学平衡思维的代表，中医学自始至终都以此理念指导理论的发展。《素问·至真要大论》"谨察阴阳所在而调之，以平为期"，目的是根据正邪的盛衰、阴阳之虚实，用相应的方法调整人体机能，以达到平和、协调、稳定的状态。中医学的平衡思维并非一成不变的僵化平衡，中医学从来没有孤立静止地看待问题，中医学认为的人体平衡是一种动态平衡模式。《道德经》早已提出："万物负阴而抱阳，冲气以为和。"就指出阴阳在动态平衡中衍生万物。不论是中医阴阳平衡还是现代的"内环境稳态"，都是一种动态的平衡。动态平衡性是所有系统的基本特征。

另有医家指出，人体的动态平衡仅处于理想状态下，现实中人体受多种因素影响，常处于非平衡状态。如朱丹溪提出了"阳常有余""阴常不足"的理论，认为阴、阳是动态增减的；张介宾则提出"阳非有余""真阴不足"论。这种非平衡态并不是病理表现，而是一种使人体趋向于某种病理反应的生理状态。"天人相应"认为人体的系统处于开放状态，故人体内环境会随所处的年龄、地域及社会关系的不同而有所偏颇。如中医体质学说即根据年龄、性别等因素，将人分为多种体质类型：小儿多为纯阳之体，女性多为血虚体质，岭南之人多为阴虚火旺体质，西北之人多为燥盛体质，肥甘厚味使人易生痰湿，藜藿之羹使人多虚弱，皆是此例。

无论是生理性的不平衡，还是病理上的不平衡，中医平衡思维皆对其发挥指导作用，灵活运用理、法、方、药辨证辨病施治，用药物之偏性纠正机体之偏性，使"寒者热之""热者寒之""虚则补之""实则泻之"等，调整"太过"与"不及"，从而逐步实现阴阳平衡。中医学的优势就在于调整阴阳而不破坏人体正常平衡，具有双向调节作用，故只要辨证用药得当，就不会出现温阳而伤阴、补阴则损阳的现象。对皮肤病来说，大部分疾患是由于外邪侵袭加之正气内虚所致，故调和正邪是疾病诊治的首要任务；但在不同疾病的不同时期，正邪所占主导地位有所区别，即要求我们在临床中要根据不同疾病所处的阶段进行恰当调整，达到祛邪不伤正，扶正不留邪，调和双方力量对此，以达到祛邪扶正的目的，使疾病向痊愈的方向转化。对于一些结缔组织病、免疫性疾病，由于长期或不恰当使用激素及免疫抑制剂，患者可能出现免疫功能、代谢功能及自主神经功能的变化和紊乱，从中医辨证看，多属阴阳失调，采用补益肺脾肾，调和阴阳——"阴中求阳，阳中求阴"的方法，利用补阴药的气化和补阳药的生化功能，对机体阴阳调节起协同作用，实现阴阳动态平衡的重建，往往可改善病情。另外，中药的四气五味、升降沉浮等理论，是体现中药药效作用的重要方面，药物的偏性可推动机体的阴阳自和机制从而产生治疗效应；故在遣方用药方面，既要重视整剂中药君、臣、佐、使关系的调和，又要注意药味和剂量的配比，以免纠偏太过。

第四节　共性思维

中医学是一门经验科学，其理论随着社会和实践的不断发展进步而逐步创新提高。中医学一开始就是从整体观的角度看待事物，随着临床经验的增多及认识的加深，逐步演变出辨证论治的思维认识。共性思维则是以整体、宏观的视角，辅以辨证论治的理论依据，从具有千差万别特征的事物中，总结临床相似事件，发现其共同特征和特性，从而用某种类似的方法来帮助指导这类事件的处理的思维方法。体现中医共性思维的就是证候理论；异病同治则是以此思维为基础的特色治疗方法。

证候是中医学在长久的临床实践中对疾病的生理病理变化进行整体性的概括，并可随着机体的功能改变而呈动态变化。中医学证候从宏观表征对机体状态进行认知和分类，注重整体把握人体功能状态，因而存在其共性的内在基础。根据望、闻、问、切所获得的临床资料，提炼其总属性、病理部位、疾病性质及正邪力量对比等共性特征，概括为阴、阳、表、里、虚、实、寒、热八纲，结合细分的脏腑辨证、六经辨证、卫气营血辨证等，形成证候，并作为论治的依据来指导临床疾病的诊断、治疗、调养及预防。

长期临床实践发现，许多疾病往往具有相似的病因病机，故在辨证的基础上，可将其划分为同一证候类型，治法亦相似，即异病同治法。许多皮肤病，如湿疹、荨麻疹、银屑病等多为风湿热毒郁结肌肤而发病，临床多辨证为风湿热证，法为解毒化瘀、利湿通络；痤疮、脂溢性皮炎等多由肾阴不足、相火过旺引起，多归于肾阴虚证，治法是滋肾泻火、凉血解毒；斑秃、脂溢性脱发、产后脱发等因多数伴有腰膝酸软、耳鸣目眩、遗精滑泄、失眠多梦等症状而多属肾气不足证，治以益气固肾养血；难治性免疫性皮肤病，如红斑狼疮、硬皮病、皮肌炎等多病程长、反复发作、耗竭肾元，往往导致肾阳亏虚证、肾阳虚水泛证，治疗上多用温阳补肾之法；另有部分患者精神压力大，忧思过度，郁久化火，暗耗阴精，发为阴虚内热证，治为滋阴降火法。

第五节　模式思维

中医学主张以灵动、发展的眼光来看待和解决问题，但并不否认和排斥模式思维的作用。模式是人类学习知识的途径，也是从古至今人类通过大脑、书籍等各类载体承载、继承人类文明的要求，是人类思维在长久进化中的结果。中医学作为一门经验学科，数千年的经验积累必然要求其探索出一套适合自己的理论的模式结构。历代医家总结出丰富的临证经验，在模式思维的指导下，将零散的、无序的经验智慧知识片段进行抽象化、框架化、标准化、系统化，通过反复地实践形成了固定的思维格式，且被后人不断改造发展已形成的模式，并经过长期形成某种成熟的模式知识链，使之能够被后世容易准确模仿和掌握学习，使其在历史的长河中得到长久的传承。

中医学模式思维的产生，是一个从低级到高级的过程。中医学十分擅长利用模式框架来解释说明中医理论。最初中医的模式结构为"阴阳"这一简单矛盾框架，后来发展为木、火、土、金、水五行理论，由于对个体及微观方面的指导有限，后世又不断"添砖加瓦"，形成脏腑、气血津液、经络穴位等模式，将复杂凌乱的临床诊疗论述精炼成条理清晰的纲要性指南。中医证候学－中医辨证论治的关键环节，是模式思维的突出体现，它完全根植于中医学诸多辨证学说，融合汇通临床四诊所见，形成一套完整的诊疗模式体系，使中医思维逻辑更加清晰，极大促进了中医的发展。给模式命名或口诀化，是形成模式思维的一种有效办法；作为中医学的重要武器——中药，亦有许多建树，《药性赋》《汤头歌诀》等中医典籍，化繁为简，利用歌诀的形式使数千种中药及复方能被轻易及精确地掌握。这种模式思维同其他学科思维有极大不同，很大程度上简化了理论知识，促进了中医学理论知识的结构优化，促成传授方式的转变，丰富了中医学的内容，为中医学的发展和广泛传播奠定了坚实基础。

模式思维在中医学的广泛应用也存在其弊端。一方面，学习者可借助既成模板来帮助理解中医学理论，并以此为基板来创新加工新的临床认识，使已学到的知识和临床思维得到序贯联结；另一方面，过于依赖模式思维，必然使思维陷于定型，遇到问题总是试图将其纳入某个模式，如所遇问题为非常规问题则往往思路凝滞，不知所措。这也是今天中医学教育的一个弊端，受应试教育影响，日常中医学教学活动重教材而轻经典、轻临床，忽略对学生中医学临证思维的培养，妨碍认识活动和思考的灵活性和创新性，缺乏具体问题具体分析的能力和打破常规的勇气，从而使临床思维趋向于僵化与保守，极大阻碍了中医学人才的培养。

目前，中医学正处于既要保持传统特色和又要现代化的境遇之中，通过"形而下"式的临床实践及试验研究等手段已取得许多突破性进展，但仍未深入触及中医学现代化之精髓内核，用一些数据和公式来阐释中医学的博大内涵仍显苍白。作为中医学理论中"形而上"的中医学思维，能否帮助中医学在现代化的进程中，以新的视角展现其古老而常新的思想精神，获得更有力的发展动力和更明确的未来走向，仍需更多的探索努力。

第二章　气－阴阳－五行体系的思维过程

　　学习中医学，一定绕不过气－阴阳－五行体系。这个体系对于现代人充满了陌生的神秘感。如果了解了其理论体系形成的思维过程和构建方法，就会揭开蒙在其文字语言上的神秘面纱。简要地说，中国古人从对事物的感性认识开始，上升到用语言文字对事物进行描述，进而将有联系的事物进行对应，逐渐形成了气－阴阳－五行体系。其思维过程是从经验思维上升到理论思维的过程。其构建方法是取象比类法，取象就是发现事物的类似之处，比类就是将类似的事物归属于同一类别。其核心的观念认为自然界和人类同归一体，所谓"通天下一气耳"，这就是中医药学所说的天人相应。中国古人在天人相应这一核心观念的统帅下，构建了气－阴阳的逻辑框架。我们必须在天人相应这一基本观念的引领下，才能理解气－阴阳－五行体系。同时，我们需要知道，现代科学将世界分为主观世界和客观世界，其核心观念是运用实验方法检验人类认识客观世界的知识体系。科学体系是在其核心观念的统帅下，建立的知识体系。传统中医药学与科学的差别在于：前者没有明确地划分主观世界和客观世界，其采取的认识方法是自然条件下的取象比类；后者明确地划分出主观世界和客观世界，其采取的认识方法是实验室条件下的科学实验。

　　古人通过经验思维得到直觉概念，将一切事物的共性都称为"气"。"气"这个基本概念既有感性成分，又有理性成分。冷气、热气、水气、谷气、顺气、滞气都是最常经历的感性体验。"通天下一气"则是抽象的理性思维。古人在感性和理性中，将万事万物都归结为阴阳结构，从而展开了气－阴阳－五行理论体系的架构。这一理论体系是体验和思维的结晶，很显然不是现代科学意义上的实验结果的归纳。但是，科学实验结果却能够转化为人的体验和思维，这就是科学家们所说的直觉和顿悟。在科技高度发展的现代社会，中医学工作者有了更多实际体验和理论思维的素材。将这些素材融入气－阴阳逻辑框架，极有可能迸发出新的思维成果，解决新的临床问题。比如结缔组织疾病以免疫紊乱为主要特征，这就决定了单纯使用免疫抑制剂或者免疫增强剂都是不全面的治疗方法，很可能会出现矫枉过正的局面。引入阴阳平衡思维则从理论上解决了这一困境。临床治疗用药时需要使药物作用于多靶点、多环节，形成网络化的平衡，天然复方药物比化学药物更具有这一优势。

第一节　天人相应的整体意象

一、气是《黄帝内经》的逻辑起点

天人相应是中医学最核心的观念。天人相应也称为天人合一。古人仰观天象，对应于人事。一个气字，搭建了天人之间对应的思维桥梁，展现了天人相应的整体意象。庄子说"通天下一气耳"。即万事万物都是同样的"气"。在天人相应观念之下，天文、地理、人事，一切事物都可以在"气"的层面上相应。"气"作为《内经》的逻辑起点，可以畅行无阻地将万事万物进行相互对应，同时可以将人体的任何一个部分进行相互对应，将人的躯体、心理、精神、意识进行相互对应。"气"作为无所不包的基本概念，将天人相应的观念简洁地表达了出来。"气"作为天人相应的整体意象，是一切中医理论的基础。

中医经典《黄帝内经》（包括《素问》《灵枢》）首先通过大量的描述，展现出有关的事物、事件通过"气"而相应。"气"的概念贯穿了《黄帝内经》体系，阅读原著时不难体会到这一点。下文以"－"代表相应，进行一些具体展示，以期望获得对于"相应"的感性认识。对于这些相应，往往要通过联想和意会的方式才能够逐渐被人脑的思维所接受。

1.《素问·上古天真论》指出有关生命存亡的系列事件，都与气相应。

道－阴阳－术数－食饮－起居－劳作－形神－天年

"上古之人，其知道者，法于阴阳，和于术数，食饮有节，起居有常，不妄作劳，故能形与神俱，而尽终其天年，度百岁乃去。"

酒浆－房事－欲望－精－真－神－心－半百而衰

"今时之人不然也，以酒为浆，以妄为常，醉以入房，以欲竭其精，以耗散其真，不知持满，不时御神，务快其心，逆于生乐，起居无节，故半百而衰也。"

肾气－齿－发－天癸－任脉－太冲脉－月事－子－阳明脉－面始焦－地道－精气－阴阳－筋骨－肌肉－肝气－肾脏－形体

"女子七岁，肾气盛，齿更发长。

二七，而天癸至，任脉通，太冲脉盛，月事以时下，故有子。

三七，肾气平均，故真牙生而长极。

四七，筋骨坚，发长极，身体盛壮。

五七，阳明脉衰，面始焦，发始堕。

六七，三阳脉衰于上，面皆焦，发始白。

七七，任脉虚，太冲脉衰少，天癸竭，地道不通，故形坏而无子也。

丈夫八岁，肾气实，发长齿更。

二八，肾气盛，天癸至，精气溢泻，阴阳和，故能有子。

三八，肾气平均，筋骨劲强，故真牙生而长极。

四八，筋骨隆盛，肌肉满壮。

五八，肾气衰，发堕齿槁。

六八，阳气衰竭于上，面焦，发鬓颁白。

七八，肝气衰，筋不能动，天癸竭，精少，肾脏衰，形体皆极。

八八，则齿发去。"

2.《素问·四气调神大论》指出一年有春、夏、秋、冬，相应于四种气。

春－发陈－天地俱生－荣－肝

"春三月，此为发陈。天地俱生，万物以荣，夜卧早起，广步于庭，被发缓形，以使志生，生而勿杀，予而勿夺，赏而勿罚，此春气之应，养生之道也；逆之则伤肝，夏为寒变，奉长者少。"

夏－蕃秀－天地气交－华实－心

"夏三月，此为蕃秀。天地气交，万物华实，夜卧早起，无厌于日，使志勿怒，使华英成秀，使气得泄，若所爱在外，此夏气之应，养长之道也；逆之则伤心，秋为痎疟，奉收者少，冬至重病。"

秋－容平－天气以急，地气以明－肺

"秋三月，此谓容平。天气以急，地气以明，早卧早起，与鸡俱兴，使志安宁，以缓秋刑，收敛神气，使秋气平，无外其志，使肺气清，此秋气之应，养收之道也；逆之则伤肺，冬为飧泄，奉藏者少。"

冬－闭藏－水冰地坼－肾

"冬三月，此为闭藏。水冰地坼，勿扰乎阳，早卧晚起，必待日光，使志若伏若匿，若有私意，若已有得，去寒就温，无泄皮肤，使气极夺。此冬气之应，养藏之道也；逆之则伤肾，春为痿厥，奉生者少。"

3.《素问·生气通天论》指出气与数相应。

天地－六合－九州－九窍－五脏－十二节－五－三

"天地之间，六合之内，其气九州、九窍、五脏十二节，皆通乎天气。其生五，其气三，数犯此者，则邪气伤人，此寿命之本也。"

4.《素问·生气通天论》指出气与自身保卫力相应。

气－清净－志意治－阳气固－传精神－通神明

"苍天之气，清静则志意治，顺之则阳气固，虽有贼邪，弗能害也，此因时之序。故圣人传精神，服天气而通神明。失之则内闭九窍，外壅肌肉，卫气解散，此谓自伤，气之削也"。

5.《素问·生气通天论》指出一些相应的现象，也是基于气的共性原理。

饱食－筋脉横解－肠澼－痔

"因而饱食，筋脉横解，肠澼为痔。"

大饮－气逆

"因而大饮，则气逆。"

强力－肾气乃伤－高骨乃坏

"因而强力，肾气乃伤，高骨乃坏。"

露风－寒热

"因于露风，乃生寒热。"

风－洞泄

"是以春伤于风，邪气留连，乃为洞泄。"

暑－痎疟

"夏伤于暑，秋为痎疟。"

湿－咳－痿厥

"秋伤于湿，上逆而咳，发为痿厥。"

寒－温

"冬伤于寒，春必温病。"

二、《黄帝内经》运用取象比类的思维方法构建推理的基础

取象比类的思维方法是构建气－阴阳－五行体系的基础。取象是通过联想思维发现事物的一致共性，比类是将内在一致的事物归为一类。《黄帝内经》采用取象比类的方法，将天地间一切事物联系成一个整体，构建了天人合一的整体观念。在天人合一的整体观念下，纷繁多样的世界被归结成可以被人认识的气－阴阳－五行体系。人们对药物和治疗方法的体验和经验，构成了这一理论体系的临床基础。各种药物和治疗方法的治疗目的只有一个，就是恢复阴阳平衡。阴阳平衡达成了天人合一的整体观念。《黄帝内经》通过运用气－阴阳－五行体系，推理和论证"人之所以生，病之所以成；人之所以治，病之所以起"的学问。

取象比类是中国古人利用直觉和阴阳五行模式来认识自然和人体的有效方法。象，有景象的意思。"以类同者为象"，即从有形状可见的客观事物去推想一切相似的有关事物。取象比类是以客观实际存在的事物为基础。人们利用自身的感官和思维能力去观察、感知、认识天地间各种自然现象，找出其中带有规律性的联系，经过归类提炼，赋予它一定的内涵、意义、形态、特性，这就是事物所谓的"象"。象是一类的代表。象是反映事物之间的关系的。人的思维透过事物的象来探讨事物的变化。通过想象、联想、象征来反映其隐藏的与其他事物的关系，这样就可以从整体上把握事物的运动变化。

"类"是许多象似事物的综合。类有好像、类似的含义。同类的事物聚集在一起称为类聚。比照某一事物的道理推出同类其他事物的

道理，称类推。划分"类"的根据是"象"。将归类提炼后的"象"比类于万物，在天地万物之间架起一座互相沟通的桥梁，就是取象比类。取象过程是一个筛选过程，选取与研究目的有关的象，由个案到个案进行比类。比类过程重在事物的关系，而不是事物的属性。取象比类不仅仅为中医学所独有，在我国古代，人们从漫天星斗当中，依照某些形象去识别星座，就是取象在天文历法中的应用。取象比类是人类自我求生的一种本能，也是认识世界、改造世界的方法之一。取象比类的思维方法具有举一反三、触类旁通、启迪思维的作用。"各从其类"是中国古代学术界普遍认同的一条原理。认为物的类别同异以"气"划分，同气之物是为一类。异气之物是为别类。由于"同气相求"，故同类事物则相从、相应、相感；异类事物则相去、相拒、相远，这就是各从其类。取象比类方法有利于发挥创造性。取象比类是在逻辑的概念推理之外的自然的形象比拟。取象比类方法所选取的事物在逻辑关系上可能相距很远，在性质上差别很大，但是却能通过"象"来建立联系。由于"书不尽言，言不尽意"，故"圣人立象以尽意"。立象可以补充语言文字的不足，具有引导人们体认某种意境的作用，既关联个体经验，又超越个体经验，有利于人们获得超越于知识的智慧。取象比类具有多义性、模糊性、不确定性，是中国古代人认识复杂事物的一种基本思路和方法。

　　由于受到古代科学技术条件的限制，中医学在创立之初，人们可以用于研究生命和疾病的工具很简陋，只能观察到人体的躯壳和脏腑的大致形态，不能深入到显微观察的层次，也不能进行大型手术治疗。既然没有足够有效的医疗工具可供使用，我们的祖先就另辟蹊径，充分发挥人类的思维能力，通过取象比类的思维方法，建立了气－阴阳－五行的意象思维模型。这种思维模型医学化之后，用以展示人体与环境的普遍联系及人体内部机能的运动变化，为开展病因分析和探索治疗方法提供理论依据，从而解决临床实际问题。中医学气－阴阳－五行思维模型是构建古代中医学理论和聚集古代中医学经验思维的框架，同时也是开展现代中医继承和创新工作的钥匙。这个思维模型是整体思维模型，它的研究重点是人体与环境的普遍联系及人体机能的运动变化，并不以实体解剖为重点研究对象。这正是中医思维的独特之处。

三、天人相应的整体意象

天人相应的整体意象，是古人对于宇宙和人类自身的感悟，用一个字来体现就是天人合一的"气"。在"气"这个思维的逻辑起点上，中医学构建了气－阴阳－五行体系。

美学家汪裕雄说："意象犹如一张巨网，笼括着中国传统文化的全幅领域。"《周易》以"观象制器"的命题来解说中国文化的起源。现代科技中也不乏类似的例子，瓦特见水壶盖冲动想到蒸汽的力量，牛顿见到苹果落地想到万有引力。这些可以说都属于"观象制器"的思维方式。中国文字以"象形"为基础推衍出自己的构字法；中医学倡言"藏象"之学；天文历法讲"观象授时"；中国美学以意象为中心范畴，将"意象具足"悬为普遍的审美追求。观象而生意，由意而制器。象－意－器形成了创造性思维的一个链条。璀璨的中华文明在这一思维的启发下逐渐被创造出来。

"易象"即是意象之一。"易象"指的是卦画符号。"一阴一阳之谓道。"这一语既出，"易象"被完全赋予了意象的思维内涵。代表奇偶数的两爻被视为阴阳两元，两爻的不同排列组合，自然物象和人文事象的联系和关系，万事万物的发展变化，一概归因于阴阳两元的交互作用和彼消此长。而这一切最终统一于"道"的运行。如此，"易象"的符号结构表现了"一阴一阳之谓道"的形象，便成为统一的宇宙模式的外显形式。作为"形而上"的"道"统领着"形而下"的

"器"。"易象"符号所代表的阴阳二气也便随之成为贯通"形下"之器与"形上"之道的媒介。由此形成道－气－器的思维链条，只不过是象－意－器思维链条的另一个提法。

《老子》将"道"引向创生万物、推动万物向相反方向循环发展的混沌之气，承认它可以通过"虚静"心态下的直观感悟加以体认。"道"需要用超语言的意象符号指称。以"道"为最高范畴的中国文化观念，其思维方式和传播方式借助于意象符号系统。意象既是"超语言"符号系统，其超越日常语言，但又不是不要一切语言。"道可道""名可名"，但这可以"言说"，可以"命名"的只是小道，即经验性的日常知识。至于"常道""常名"，即形而上的永恒的大道，那就非凭借意象，凭借直观感悟不可了。而意象和直观，是需要特殊的语言表达方式与之对应的，这在老子就是"正言若反"（从对立面来解说），在庄子则是借助于寓言、重言（尊者之言），特别是"无心之言"。这一语言方式就是"间接言传"。"尽意莫若象，尽象莫若言。言生于象，故可寻言以观象；象生于意，故可寻象以观意。意以象尽，象以言著。"这一"象尽意"之论。显然认为象对"道"的传达功能优于"言"。又承认"象以言著"，将言、象、意视为梯级连续的符号序列，这就把言、象之间的互动关系肯定下来。言、象互动，传达以"道"为核心的文化观念——"意"。这种文化传播方式的久远运行，使中国人的构象能力、对"象"的感悟能力获得了充分的发展；使中国人对事物之间的关系、联系，特别是功能性的联系，极其敏感；对"象"的感悟能上升为形而上的"理性直观"语言符号形式。

观象生意，由意悟道。用语言符号表达这个过程自然就产生了气论。《老子》包含深刻的气论思想。所谓"道生一，一生二，二生三，三生万物"，"道"等于"无"，"一"是阴阳未剖的混沌之气。"二"是阴阳二气，"二生三"，即是"万物负阴而抱阳，冲气以为和"。《老子》也常将"道"等同于"一",视为无名、无状、无物的"恍惚",道本身即是阴阳未剖的混沌之气。"道生一"和"道一同"两个命题出现矛盾。这两个命题的矛盾只发生在宇宙本体论层面,一言本体为无,一言本体为有(气)。这个矛盾说明老子认为宇宙本体的有或无只能两说并存。而在宇宙构成论层面,则由"有生于无"的命题联结两说,肯定万物都秉有阴阳两气,都秉有两气交合而成的生命。人也由阴阳二气和合而成。人若能保持内心的宁静空明,使阴阳二气达到和谐,回复到"婴儿""赤子"的本真心态,便能体认宇宙间周行不殆的大道。老子弃智去欲的"虚静"说,其要义就在于有生于无,形而下的"气"生于形而上的"道"。此说一出,形而上的道,便落实到心理层面,成为心灵可以把握的东西。很明显,对道的体认,暗含着"气论"层面心与物的相互感应。理性直观思维将无形的大"道"归于阴阳二气,有形的物质实象也化为阴阳二气。"气"就成了沟通心物的媒介。

照老子看,"道"是形而上的"大象",而"大"本身可指称"道","大象"实即道之象。"道"之有"象",人们可通过对"象"的体悟而把握。老子为了强调"大象"超越经验的形而上性质,特别指明,它具有"无形""无状""惟恍惟惚"的特征,同时在恍惚之中又"有物""有象""有精""有信"。这种若有若无之"象",是超越有限物象的意象,全靠直观感悟来捕捉。但是从万物蓬勃生长的现象中,可以感悟到他们的本根——"道"。《老子》一书,以"水""赤子""母""朴"等意象作为"无为而无不为"的"道"的象征,并在象征与"道"的意义之间,导致感应的统一。老子的"大象"之说,用经验性物象作为意象去象征"道",建立起意象与"道"的形而上意义的感应统一。这便是老子的直观感悟的模式。天体周行不倦的意象指代形而上的自强不息精神,完全符合老子阴阳大象之阳象的符号模式,所以说天为阳。地对待于天,自然就为阴。

人类的创造性思维往往起源于日常的经验、联想、感悟。天人相应观念和取象比类方法是中医药学创造性思维的源泉。传统中医药学认为人身是一个小宇宙，这是一个总体经验。在天人相应的观念统帅下，古人运用取象比类的方法展开联想，创造了"气"的初始概念，随之衍生出气－阴阳－五行理论体系。传统中医药学与这一理论体系关系十分密切。

四、气化论打通了天人同构的思维进程

中国古人发明了"气"的概念。由于"气"是无所不在的存在，所以它成为了沟通宇宙间万事万物的媒介。中医学将天和人都气化，从而构建了天人同构的中医气化理论。在中医气化理论中，最重要的是理解阳升、阴降，脾升、胃降和中气的概念。太阳从东方升起，西方降落。故升为阳，降为阴，升之不及为阳虚，降之不及为阴虚。这就是自然之性，意即人体的阴虚和阳虚取象比类于太阳的升、降运动。如果在人体内升的过程衰败，则称为阳虚、肝脾下陷、寒气盛、湿气盛。如果降的过程衰败，则称为阴虚、胆胃上逆、火气盛、燥气盛。中气是阴阳的分界线，实质上就是划分阴阳的工具，故说"中气者，阴阳升降之枢轴，所谓土也"。中气升降偏移意味着阴阳失衡，疾病滋生。

在气化理论中，五行是阴阳二气升降运动的细化，木为阳中之阴，火为阳中之阳，金为阴中之阳，水为阴中之阴。土为中气，是阴阳升降之枢轴。五行不是指五种实体，而是阴阳二气运动的进一步分类，故说阴阳中有五行，五行中有阴阳。五行"其相生相克，皆以气而不以质也，成质则不能生克矣"。在五行学说中，母子是相生关系的代称。夫妻是相克关系的代称。从母子和夫妻维持家庭关系的常识来看，可以知道相生、相克在正常情况下都是为了维护整体的稳态而

发生的作用。

中医气化论中的"气"还有一个含义是指代风、热、火、湿、燥、寒六种天气现象。自然界的各种物质现象和生命现象，都是在气的变化的基础上产生的，有气然后有变化，没有气就没有变化。生命现象处于不断的运动变化中，这是中国古人对生命规律的基本认识。

无形的气、有形的物质和生命，它们都有外在的各种现象，简称为"候"。一般可分为气候、物候、病候三个方面。所谓气候，是指日月星辰的运行变化与风、火、热、湿、燥、寒天气变化的客观表现。所谓物候是指自然界动植物的生、长、化、收、藏等客观表现；所谓病候是指人体疾病的各种临床表现。古人认为宇宙万物通过气化而成为相互关联的一体，所以我们可以通过观察日月星辰的运动变化和季节气候的变化及地面上万物生长的物候现象来总结大自然变化的规律。自然界的各种无形的变化与地面上有形的物的变化现象密切相关。人体的生理和病理也可以与气候、物候等各方面因素密切联系起来，把它们视为一个整体，由此寻找和总结人体疾病的防治规律。

中医学从"气化"的角度来认识人体。对于疾病的诊断、治疗和预防也是从"气化"的角度来认识。中医学认为天地间的气候变化是产生生命的必要条件。如果天地间没有气候变化，人的生命就根本不会产生，一切生命活动现象也都不会出现。因为天体的运转，所以大地上才会有寒热、明暗，形成季节气候的往复变化。因为有了季节气候的变化，所以才产生了万物。自然气候有其固有的自稳调节机制，所以自然气候才能始终维持着相对稳定以利于自然万物的正常生长。

由于"人与天地相应"的原因，自然界的自稳调节机制同样也存在于人体。人体的自稳调节机制相当于中医学所说的元气。元气主宰人类生命的存亡。"元气论"认为"元气"是构成宇宙万物的最本质、最原始的要素，其运行的规律是老子所说的"道"（即自然规律）。万物的产生、灭亡和发展变化都是元气循"道"而运动的结果。气为万物之精微，完全连续而无处不在。气聚而成形，变为有形色的实物；气散则复归于太虚，表现为实物的消亡。传统中医学认为：母体受孕之后，元气在胎内得到母体的培育，渐渐充盛，生成任督二脉；又渐渐充盛，元气冲开督脉，由躯体的后部上升；接着通于任脉，由躯体的前部下降，直到脏腑躯壳全部生成，肺能自主呼吸，于是一个独立的生命宣告诞生。在一个独立的生命体中，元气得到自然界的清气和水谷精微的滋养而能够坐镇中宫（丹田、命门），与其所生成的生命的运行状态相应，是寿命长短的根本。生命的整体无时不刻地受到元气的影响。

人身象天地。天为阳，地为阴。天阳藏于地阴中。人的心肺象天为阳，肝肾象地为阴，阳则藏于阴中，负阴抱阳而生成气。阳气宜固守而不宜升散。阳气在下固守，阴气则蒸腾而向上灌溉，这样人就不容易患病，即使患病也容易痊愈。如果阳气升散，则阴气不能蒸腾向上灌溉；如果阴气衰竭，则阳气孤立而无所依附。医理最要紧之处在于维持阴平阳秘，不要损阳竭阴。人体产生疾病的关键在于元气亏虚，阴阳失衡。

第二节　阴阳辨证

一、阴阳辨证以天人相应的方式展开

《黄帝内经》确立了"气"的逻辑起点之后，结合对昼夜和四季的真切感受，展开了分析和推理。我们可以推测古人会思考既然"通天下一气"，为什么昼夜和四季给人的感受却明显不同呢？这样就产

生了阴阳的概念。起初，阴阳指一种天天可见的自然现象，阳是阳光照射到了，阴是阳光被遮挡了照射不到。逐渐地人们认识到阴阳是动态平衡，生生不息。所以自然界风雨会应时而至，作物茂盛。社会中人们会安居乐业。这样阴阳与气候、物候、社会生活就产生了广泛联系。阳到了极点，阴就来了；阴到了极点，阳就来了。太阳过了极盛时辰就要落下去，月亮圆了就要变弯。阴阳二气是有序的，如果超越了秩序就会产生变乱。《老子》指出"万物负阴而抱阳，冲气以为和"。老子首先肯定宇宙万物都包含着阴阳二气，其次阴阳是相互作用、相互冲荡的。最后，老子提出阴阳二气关系完美的标准是"和谐"。由此，阴阳已经成为哲学概念。中国古代天文、气候、历法、地理等学科对阴阳进行了具体的阐述，说明了宇宙中的多种要素是怎样构成和谐的图景的。中国位于北半球，春分、夏至、秋分、冬至四个节气成为春夏秋冬的标志。太阳在春分点，昼夜长度相等，气温适中，是为春季。太阳由春分点向夏至点运行，日照时间增长，白昼变长，气温上升。太阳在秋分点，昼夜长度相等，气温适中，是为秋季。太阳由秋分点向冬至点运行，日照时间进一步缩短，白昼变短，阳光继续趋斜，气温下降。太阳在黄道上往复运行，一年四季的昼夜长短、温度变化呈现和谐的阴阳往复。春、夏阳气向上运动，秋、冬阴气向下运动。古人根据天象制定历法。历法是时间的计算和记录系统。在历法的时间节点上，不同的地域发生着一定的气候、物候变化。人们的疾病也表现出一定的时间、季节规律。传统中医学认为人体与天地有相同的变化规律。人的气血随一年四季而变化，人的五脏一年四季有相应的节奏，人的脉象一年四季各有特点，一年四季伤人的病邪也不相同。顺应一年四季气候的变化，就可以健康的生活，违背一年四季的气候，人就要生病。医生在春夏秋冬按照气候特点实施治疗。

　　春季天气逐渐温暖，白昼比夏季要短，故对应少阳。夏季天气炎热，昼长夜短，阳气渐多，故对应于太（多）阳。秋季天气由太（多）阳的状态，整体转入阴的状态，故对应于太（多）阴。冬至以后一阳生，阴气逐渐减少，故冬季对应于少阴。四季在气的运动变化中循环往复，浑然一体。一气、四时、五行，发展成为人们解读气的模式。气本身成为五行中的一行，即中气。《黄帝内经》通过大量地描述与气有关的事物之后，形成了气－阴阳－五行思维模式。所谓阴阳辨证就是古人运用气－阴阳－五行思维模式解读气的运动。以下列举部分《黄帝内经》的内容，有助于体会阴阳辨证的展开模式。

1.《素问·四气调神大论》指出四季与阴阳、内脏的对应关系。

春－少阳－肝，夏－太阳－心，秋－太阴－肺，冬－少阴－肾

"逆春气则少阳不生，肝气内变。

逆夏气则太阳不长，心气内洞。

逆秋气则太阴不收，肺气焦满。

逆冬气则少阴不藏，肾气独沉。"

2.《素问·生气通天论》指出阳气与各种生理功能的对应，以及阳气衰败与各种病理现象的对应。

阳－卫外（抵御各种外邪侵犯）－养神－养筋

"阳气者，若天与日，失其所则折寿而不彰。故天运当以日光明。是故阳因而上，卫外者也。"

"阳气者，精则养神，柔则养筋。"

阳气衰败－起居如惊－烦、喘－裹、拘、痿－肿－厥－目盲－耳闭－偏枯－痤－瘘－痛肿－风疟

"因于寒，欲如运枢，起居如惊，神气乃浮。

因于暑，汗，烦则喘喝，静则多言，体若燔炭，汗出而散。

因于湿，首如裹，湿热不攘，大筋软短，小筋弛长。软短为拘，弛长为痿。

因于气，为肿，四维相代，阳气乃竭。

阳气者，烦劳则张，精绝，辟积于夏，使人煎厥；目盲不可以视，耳闭不可以听，溃溃乎若坏都，汩汩乎不可止。

阳气者，大怒则形气绝而血菀于上，使人薄厥。

有伤于筋，纵，其若不容。

汗出偏沮，使人偏枯。

汗出见湿，乃生痤疿。

高粱之变，足生大丁，受如持虚。

劳汗当风，寒薄为皶，郁乃痤。

阳气者，精则养神，柔则养筋。

开阖不得，寒气从之，乃生大偻。

陷脉为瘘，留连肉腠，俞气化薄，传为善畏，及为惊骇。

营气不从，逆于肉理，乃生痈肿。

"魄汗未尽，形弱而气烁，穴俞以闭，发为风疟。"

3.《素问·四气调神大论》指出阴阳与万物根本的对应。

阴阳－根本－终始－生死－顺逆

"夫四时阴阳者，万物之根本也。所以圣人春夏养阳，秋冬养阴，以从其根；故与万物沉浮于生长之门。逆其根则伐其本，坏其真矣。

故阴阳四时者，万物之终始也；生死之本也；逆之则灾害生，从之则苛疾不起，是谓得道。

道者，圣人行之，愚者佩之。从阴阳则生，逆之则死；从之则治，逆之则乱。反顺为逆，是谓内格。"

4.《素问·生气通天论》指出阴阳、筋脉、气血的对应。

阴阳－筋脉－骨髓－气血

"是以圣人陈阴阳，筋脉和同，骨髓坚固，气血皆从。如是则内外调和，邪不能害，耳目聪明，气立如故。"

5.《素问·生气通天论》指出阴阳相互作用对应的现象。

阴－藏精，阳－卫外，阴不胜阳－脉流薄疾，并乃狂，阳不胜

其阴－五脏气争，九窍不通

"岐伯曰：阴者，藏精而起亟也，阳者，卫外而为固也。

阴不胜其阳，则脉流薄疾，并乃狂。阳不胜其阴，则五脏气争，九窍不通。

凡阴阳之要，阳密乃固，两者不和，若春无秋，若冬无夏。因而和之，是谓圣度。

故阳强不能密，阴气乃绝。

阴平阳秘，精神乃治；阴阳离决，精气乃绝。"

6.《素问·生气通天论》指出五行与五脏、五味的对应。

风－气－精－肝

"风客淫气，精乃亡，邪伤肝也。"

四时－五脏

"四时之气，更伤五脏。"

阴－五味

"阴之所生，本在五味；阴之五宫，伤在五味。"

酸－肝－脾

"是故味过于酸，肝气以津，脾气乃绝。"

咸－大骨－短肌－心气

"味过于咸，大骨气劳，短肌，心气抑。"

甘－心气－喘满－色黑－肾气

"味过于甘，心气喘满，色黑，肾气不衡。"

苦－脾气－胃气

"味过于苦，脾气不濡，胃气乃厚。"

辛－筋脉－精神

"味过于辛，筋脉沮弛，精神乃央。"

"是故谨和五味，骨正筋柔，气血以流，腠理以密，如是则骨气以精。谨道如法，长有天命。"

二、阴阳是中医学的基本思维结构

《灵枢·病传》说:"明于阴阳,如惑之解,如醉之醒。"阴阳思维结构位于气－阴阳－五行逻辑框架的中间位置,是向"气"和"五行"进行逻辑推理的桥梁。向"气"的方向推理,阴平阳秘则元气充沛。向"五行"的方向推理,阴平阳秘则五行周流。

所谓"一阴一阳之谓道"。道可以用来对日常生活中的对立现象进行逻辑推理。下面我们运用阴阳辨证逻辑分析睡眠和清醒这两种生理现象。睡眠和清醒是日常生活中天天都会碰到的事情,二者就是一对阴阳。睡着了就是休息,清醒了就要工作。当我们将睡眠和清醒作为两种不同属性的现象来看待时,睡眠就有了阴的属性,清醒就有了阳的属性。因为睡眠时人体处于相对的能量低消耗状态,清醒时人体处于相对的能量高消耗状态。睡眠属阴,清醒属阳,这种阴阳属性的认识与中医学有很密切的关系。人们通过调整好睡眠的质量和时间,就能够调整好清醒工作的精力状态。可以说睡眠质量好,阴精就充盈。工作精力充沛,阳气就旺盛。《素问·生气通天论》说:"阴者藏精而起亟也,阳者卫外而为固也。"这是说阴精是化生阳气的源泉,阳气能保证人体的精力旺盛。人身的阴阳互为功用,阳无阴则亡,阴无阳则脱。睡眠质量好,工作精力就会充沛。工作清醒高效,休息时往往能拥有一个好的睡眠质量。相反,睡眠质量差,工作精力就会衰退。工作迷糊低效,往往睡眠也难以安稳。睡眠与清醒是关系人生健康的两件大事,也是最重要的一对阴阳。睡眠和清醒的阴阳关系协调,就是元气充沛的具体表现。

《素问·生气通天论》说:"阴平阳秘,精神乃治,阴阳离决,精气乃绝。"提高睡眠质量,是保证"阴平"的极为重要的方面。首先,要有合理的运动,舒展筋骨肌肉,以疏通气血,使人体处于欣欣向荣的生发状态，就像春天万物萌发出生机绿意一样。如果做不到这一点，就会伤肝气，使人失去生活的锐气而萎靡不振。其次，要有积极进取的事业心，努力将事业做大做强，就像夏天万物繁盛一样。如果做不到这一点就会伤心气，人就会失去生活的热情而变得冷淡厌世。第三，要懂得从容不迫，在恰当的时机得到合理的回报，就像秋天收获成熟的果实一样。如果做不到这一点就会伤肺气，使人变得悲伤、忧郁而患得患失。第四，要懂得休养生息，劳逸结合，就像冬季万物潜藏一样。如果做不到这一点就会伤肾气，使人变得一惊一乍，心神不宁。做到以上四点，睡眠质量自然会好，阴精就会充盈。一觉醒来神清气爽地投入到新一天的生活，像冬季之后万物复苏一样，阳气舒布，欣欣向荣。春、夏、秋、冬对应于肝（木）、心（火）、肺（金）、肾（水）。脾（土）不主时，"寄旺于四季"。五行中任何一行的异常，都意味着阴阳失衡，元气受损。

不难看出，睡眠的好坏与清醒时的工作状态密切相关。越是精力充沛地工作，越能保证好的睡眠质量。工作中不存患得患失之心和过分执着之心，拿得起放得下，又是保证良好睡眠质量的另一个方面。人们往往要通过良好的教育和训练，才能摆正运动、工作、休息的关系，从而取得一个好的睡眠质量。当今社会竞争激烈，生活节奏快，实际的生活和工作中有很多不容易调和的矛盾，因此睡眠障碍成了一个广泛存在的社会问题。要做到"阴平"殊非易事。阴不平则阳难秘。睡眠不好导致人们焦虑、抑郁、疲倦，阴阳失衡，长久积累就会产生严重的器质性病变。中医治疗的目的在于恢复人体阴平阳秘的状态。

三、阴阳辨证的基础是对于"气"的属性的联想

古人认识到空气具有无形、回旋、出入、推动等特性，因此把气

与自然现象、社会现象联系起来，把一些动态的现象称为气。气可以是物质，如烟、云、雾。气可以是气候，如寒、湿、暑、热。气可以是人的情绪，如喜气、怒气、怨气。气可以是哲学观念，代表宇宙的本源，充塞于天地之间。哲学家张岱年指出："气的原义是指有别于液体、固体的流动而微细的存在；在古代思想发展过程中，气亦指一切独立于人意识之外的客观存在现象。人和生物依靠呼吸而生存，于是古人认为气是生命之源，而气本身并非生命"（《中国古典哲学概念范畴要论》）。人身是一个小宇宙。中医学吸取了气的哲学观念，认为元气是生命的根本，由元气衍生出气、血、精、神、五脏、六腑、十二经络、肌肤、筋骨、血脉，构成具有生命的完整人体。气充满了人体。生命现象是动态的、能动的，与气有共性，故而古人想象人体内充满了气，气支配推动各种生命活动。

人们不难理解自然界孕育了人类的生命，人类的生命中必然携带着自然界的信息。传统中医学认为人类的生命信息与自然界二十四节气有对应关系。二十四节气被划分为阴阳两个阶段。夏至到冬至被称为阴的阶段，冬至到夏至被称为阳的阶段。阴的阶段以秋分为界限又被划分为金、水两个阶段。阳的阶段以春分为界限被划分为木、火两个阶段。生命体内同样有木、火、金、水，四者循环运动形成一个圆周，土则寄于整个圆周，充盈在这个圆周之内的气就叫做中气。木火金水运动和谐，不产生偏颇，人的生命活动就正常，叫做中气充盈。反之，木火金水有一行太过或不及，生命活动就异常，叫做中气亏虚。中气亏虚，则湿气反而充塞到圆周之中，表现为湿气重。湿气其实就是木、火、金、水异常运动出现的综合状况，也是中气亏虚的代名词。

人的生命就在于呼吸之间。一呼一吸则气升降于人身，形成生命的一次完整的圆周运动。宇宙间静极生动而变化出万物，就像一个圆周由静到动的旋转，这种模式相当于传统文化所说的"气生于太虚"。

如果圆周的旋转停止，意味着动极生静，事物也会消亡，这种模式相当于传统文化所说的"气归于太虚"。二十四节气循着圆周做循环的升降运动，相当于"气生于太虚"的宇宙模式。中医学认为，在人体这个小宇宙中，同样存在这样的升降运动，并运用气－阴阳－五行理论描述了这个升降运动。阴性静，阳性动。静则沉降，动则升浮。由静而动则升，由动而静则降。升降浮沉一周，则产生中和之气，中和之气就是生命，简称中气。五行进一步描述了升降运动的秩序和调控。木气有疏泄功能，火气有宣通功能，金气有收敛功能，水气有封藏功能，土气有运化功能。土气居中，象征着圆周运动的枢轴运化功能，木火金水则分布于这个枢轴的四个不同的方位。木火金水的旋转与枢轴的旋转步调一致，则形成一个完整的圆运动，故能生成中气。五行中的任何一行功能异常，就不能形成圆运动，故表现生命活动的异常。五行通过相克这种调控形式以维持生命圆运动的正常运行。收敛功能调控疏泄功能，称金克木。宣通功能调控收敛功能，称火克金。封藏功能调控宣通功能，称水克火。运化调控封藏功能，称土克水。疏泄功能调控运化功能，称木克土。

第三节　天、人的共性

《素问·举痛论》说："善言天者，必有验于人。"古人借助取象比类的方法认识生命规律。天、人必须有共性，取象比类才有基础。西医学借助数、理、化、生物学的方法认识生命规律，也是建立在自然界和人的共同物质基础上。由于生命运动规律极其复杂，取象比类的方法运用阴、阳、表、里、寒、热、虚、实等"象"概念，能够将人体的生理病理与中药的药性药理对应起来，至今仍然是中医药学的重要认识方法。

湖南中医药大学药学院贺福元教授团队提出：中药和人体都是自然界巨复生物超分子体，拥有各种层次"印迹模板"，并按一定的空间空穴通道结构进行联接或聚集形成经络，并与外界进行能量和物质交换，不然生命将无以为继。当中药成分摄入人体血液后，在心脏搏血功能的推动下，中药成分客体小分子与人体经络脏腑的主体大分子按"印迹模板"自主产生"气析"作用，宏观上变现出经络藏象。中药有效成分是指具有与经络脏腑相同或相似"印迹模板"的成分群，与之印迹作用便产生药性理论和功效；而中药复方配伍和针灸又能显著性地改变这一作用规律。根据这一观点，可以认为基于现代分子生物学的结构分析技术提出的"印迹模板"，也反映了自然界存在天、人共性。

中医学运用中气、阴阳、五行的概念构建了人体的生命模型，这个生命模型与宇宙万物息息相通。中药的药性和人体的信息相通。人们在日常生活中饮用中药，亲身体验了中药在人体内发生的功效，并将人体服用中药后的经验感受归属于气－阴阳－五行模型中，沟通了中药与人体的信息，构建了中医药治病的基础。

一、中药的气－阴阳理论模式

从天人合一的逻辑起点出发，在天以阴阳为总纲，相应于人以表里、虚实、寒热为六证。中药作为万物之一，从本质上相应于天之阴阳，从治疗疾病的药理上相应于人的六证。理论上应该有解表药、治里药、补虚药、泻实药、温热药、寒凉药之分。由于人是一个有机的整体，通过气血的连接而密不可分，故表证和里证、虚证和实证、寒证和热证往往不能截然分开。因此，在药物的分类上，根据药物解决临床实际常见问题的功效，往往划分为补虚药、解表药、泻下药、温里药、清热药、理气药、活血药、祛痰药、除湿药、消导药。

以下分别列出常用药物。

1. 补虚药

补气药：甘草、人参、党参、西洋参、黄芪、五指毛桃、白术、五味子、山茱萸、山药、百合、大枣。

补血药：当归、熟地黄、白芍、何首乌、阿胶、鸡血藤。

补阳药：鹿茸、淫羊藿、肉苁蓉、益智仁、补骨脂、蛤蚧、海马。

补阴药：生地黄、北沙参、玄参、麦冬、天冬、玉竹、枸杞子。

2. 解表药

桂枝、麻黄、荆芥、防风、生姜、葛根、柴胡、羌活、白芷。

3. 泻下药

大黄、芒硝、番泻叶、火麻仁。

4. 温里药

附子、肉桂、干姜、吴茱萸、高良姜。

5. 清热药

生石膏、知母、黄连、黄芩、黄柏、栀子。

6. 理气药

陈皮、厚朴、枳实、砂仁、木香、佛手、香附、乌药。

7. 活血药

川芎、三七、丹参、桃仁、红花、牛膝。

8. 祛痰药

半夏、贝母、桔梗、礞石、竹茹。

9. 除湿药

独活、苍术、藿香、佩兰、茯苓、猪苓、泽泻、茵陈。

10. 消导药

山楂、神曲、麦芽、莱菔子、布渣叶、鸡内金。

从广义上说，补虚药、泻下药、温里药、清热药、理气药、活血药、祛痰药、除湿药、消导药都属于治里药。但是这些药物通过其对气血津液的调动作用，又可以发挥治疗表证的作用。解表药也不仅仅是用于表证，如桂枝补中益气，生姜温里通阳，而常用于治疗里证。补虚药通过扶正而发挥祛邪的作用，常用于正虚邪实，以虚为主的虚实夹杂证。泻下药急下而能存津，常用于邪盛正衰，以实为主的虚实夹杂证。温里药和清热药常并用而治疗寒热错杂证。

临床实际中存在这些看似矛盾和模糊不清的状况，其根本原因在于人的生命是一个有机的整体，自然存在混沌未分的状况，人类的分解思维只能无限接近这种混沌，而不可能与这种混沌的状态达成完全的一致。只有从思维进入体验，才能完整地感知这种混沌，这正是中医临证思维的高深之处。

二、中药的气－五行理论模式

从天人合一的逻辑起点出发，在天以土、木、火、金、水五行为总纲，在人以脾、肝、心、肺、肾为药物发挥治疗作用之五脏，故有调脾药、调肝药、调心药、调肺药、调肾药。五脏中又可分阴阳，故气－五行理论模式包括了气－阴阳模式，显得比较细致，这是其长处。但是气－五行模式用五分法阐述药性，比较而言没有气－阴阳模式用二分法那么直接，可能会在不同的本草书中产生较多不同的看法，这是其不足。以下参考黄元御的《长沙药解》，介绍气－五行理论模式下的中药药性。

（一）中气为一身平和之气

甘草味甘，气平，性缓，入足太阴脾和足阳明胃经，最适用于培植中气。中气充盈则木、火、金、水循环有度。肝属木藏血，肺属金主气，心属火藏神，肾属水藏精，故中气充盈则气血精神旺盛。

白术味甘，微苦，入足阳明胃、足太阴脾经，甘味补中气，微苦燥湿气。凡是祛湿之品，常常能致燥。但是白术气味浓郁，药汁淳厚，既养胃气，又补脾气，还能生津液而止燥渴。因此，白术补中、祛湿、生津，对于补虚固脱，有独特的长处。小剂量白术能升清阳而止泻利，大剂量白术生津液而通大便。但白术性守而不走，没有疏通宣导的功效。

人参味甘，微苦，入足阳明胃、足太阴脾经。人参气质淳厚而补中气，中气健运则升降运动如常，可治疗上呕下泄，腹满腹痛。中气是经络的根本，经络是中气的枝叶。脉微弱者虽然是经气之虚，而实际上是中气不足，用人参可以补中气、充实经络以治疗脉微细欲绝之证。白术止湿气不化之口渴，人参止燥热伤津之口渴。

大枣味甘、微苦、微辛、微酸、微咸、气香，入足太阴脾、足阳明胃经。补中气，生津润肺而除燥，养血滋肝而息风，治疗脾胃虚损，经脉虚空。大枣纯和凝重，气味甘香，而木、火、金、水四象之味俱全，补中气而养五脏。大枣味浓而质厚，长于补血而短于补气。人参补气以生血，大枣补血而化气。凡是内伤肝脾的病证，土虚木燥，血虚风动者，最宜大枣。外感发表药配合大枣以防开泄发汗损伤营阴，颇为适宜。

薏苡仁味甘、气香，入足太阴脾、足阳明胃经。燥土清金，利水泄湿。补己土，化戊土，润辛金，通壬水。气清则水利，土燥则气清，水利则土燥。故欲燥土必须利水，欲利水必须清气，欲清气必须燥土。土位于气水之交，把握生化的大权，担当分清泄浊的重任。薏苡仁具备清气、利水、燥土三方面功效，能清能燥，能补能泻，祛浊还清，十分独特。

吴茱萸味辛、苦，性温，入足阳明胃、足太阴脾、足厥阴肝经。温中泄湿，开郁破凝，降浊阴而止呕吐，升清阳而断泄利。

川椒味辛，性温，入足阳明胃、足厥阴肝、足少阴肾、足太阴脾经。暖中宫而温命门，驱寒湿而止疼痛，最治呕吐，善医泄利。

干姜味辛、性温燥热，入足阳明胃、足太阴脾、足厥阴肝、手太阴肺经。燥湿温中、升清降浊、转移寒热，适宜于寒湿之证。其健运之力能推动脾胃转枢，降上逆之火，升下陷之气。

生姜味辛、性温，入足阳明胃、足太阴脾、足厥阴肝、手太阴肺。生姜本为泻肺之品，泻其实而不致于损其虚，下行肺胃而降浊阴，为宣达营卫、行经之要品。凡经络凝涩，脉象沉迟结代，宜于补益营卫之品中加生姜以疏利通达，则流行无阻。

半夏味辛，气平，入手太阴肺、足阳明胃经。半夏辛燥开通，沉重下达，专入胃腑，而降逆气，善调反胃，妙安惊悸。

厚朴味苦、辛，微温，入足阳明胃经。厚朴善破壅塞而消胀满，下冲逆而定喘嗽。

枳实味苦、酸、辛，性寒，入足阳明胃经。枳实酸苦迅利，破结开瘀，泻痞消满，涤荡郁结陈腐之气，功力峻猛，一切腐败壅阻之物，非此不消。

栀子味苦、性寒，入手少阴心、足太阴脾、足厥阴肝、足太阳膀胱经。清心火则清气下行，浊瘀自然上涌而出而除烦闷郁结。热在膀胱，则下清乙木之郁遏下陷而开淋涩。

葛根味甘、辛，性凉，入足阳明胃经。葛根辛凉下达，解阳明郁火，降阳明经、腑之郁。

大黄味苦，性寒，入足阳明胃、足太阴脾、足厥阴肝经。大黄苦寒迅利，泄热开瘀，决壅塞而通闭结，扫腐败而荡郁陈，荡涤肠胃之功最强。

（二）木气为温热上升之气

当归味苦、辛，微温，入足厥阴肝经。当归滋润滑泽，最能息风而养血，而辛温之性，又与木气相宜。诸种木郁风动之证，如肢冷脉细，腹痛里急，二便艰涩，经闭血脱均为适宜。但助土湿败脾胃而滑大便。

阿胶味平，入足厥阴肝经。阿胶最清厥阴之风燥，善调乙木之疏泄失常所致的腹痛、便血、月经过多。性滋润凝滞，最败脾胃而滑大肠。

地黄味甘、微苦，入足太阴脾、足厥阴肝经。凉血滋肝，清风润木。地黄滋润寒凉，滑大便，适宜于火旺土燥者。瘟疫、疹病因营郁内热，宜用生地黄以滋阴凉血，更以发表药以清经热、达皮毛。

芍药味酸、微苦，微寒，入足厥阴肝、足少阳胆经。入肝经而清风，走胆腑而泄热。厥阴为风木之气，其生生之意象不遂，积郁不散，勃而怒发则生风燥，所以厥阴之病必有风邪。风木抑遏而行疏泄之令，则出现消渴、淋沥、泄痢、崩漏、带下、遗精，都是因为抑郁而又欲疏泄，究竟是泄而不通而终归抑郁。因此，闭塞或通泄都是由于风燥的缘故。芍药酸寒入肝，专清风燥而收敛疏泄，故善治厥阴木郁风动之病。肝胆表里同气，下清风木，上清相火，故又善治胆火。芍药泻而不补，非培补虚证的药物。

防风味甘、辛，入厥阴肝经。燥己土而泄湿，达乙木而息风。防风辛燥发扬，最泄土湿而达木郁，木达则风自息，并非防风发散风邪。风木疏泄则毛窍开而汗出，风静则汗自收，防风治汗证并非是有收敛肌表的功效。

柴胡味苦、微寒，入足少阳胆经。清胆经郁火，泄心家烦热，降胆胃之逆，升肝脾之陷。足少阳经，自头走足，行身之侧，起于目之外眦，从耳下项，由胸循胁，绕胃口而下行，病则逆行，上克戊土，而刑肺金。一切两旁热痛之证，皆少阳经气之逆行。柴胡入少阳经，清相火，疏木气，无论内外感伤，凡有少阳经病，俱宜用之。肝胆表里相通，乙木下陷而生热者，凡诸淋浊泄利之类，皆有殊功。

黄芩味苦、气寒，入足少阳胆、足厥阴肝经。黄芩苦寒，并入甲乙木，泻相火而清风木，肝胆郁热之证，非此不除。但是能寒中，凡是脉迟、腹痛、心下悸、小便少者，忌用。

黄柏味苦，气寒，入足厥阴肝、足太阴脾经。泻己土之湿热，清乙木之郁蒸，调热利下重，理黄疸腹满。黄柏苦寒迅利，疏肝脾而泄湿热，清膀胱而排瘀浊，殊有捷效，最泻肝、肾、脾、胃之阳。

苦参味苦，性寒，入足厥阴肝经、足太阳膀胱经。苦参清乙木而杀虫，利壬水而泄热，治疗土湿木陷，郁而生热之证。

乌梅味酸、性涩，入足厥阴肝经。乌梅泻风木而降冲击。

酸枣仁味甘、酸，入手少阴心、足少阳胆经。酸枣仁敛摄神魂，善安睡眠。而收令太过，容易滞涩中气，应与燥土疏木之品并用，不然则土木皆郁会容易出现腹胀吐酸的副作用。生用泄胆热多眠，熟用补胆虚不寐。

山茱萸味酸，性涩，入足厥阴肝经，温乙木而止疏泄，敛精液而缩小便。水主藏，木主泄，消渴之证，木能疏泄而水不蛰藏，精尿俱下，阳根失敛，久而阳根败则人死。山茱萸酸涩敛固，助壬癸蛰藏之令，收摄精液，以秘阳根。

艾叶味苦、辛，气温，入足厥阴肝经。艾叶燥湿除寒，温经止血。血以阴质而含阳气，其性温暖而孕君火，温则流行而条畅，寒则凝瘀而梗涩。艾叶和煦通畅，逐湿除寒，暖补血海而调经络，涩瘀既开，循环如旧，因此善于止血，治疗疮疡。

桂枝味甘、辛，气香，性温，入足厥阴肝、足太阳膀胱经。肝应春，主生，凡是人生病皆是生气不足。桂枝温散发舒，性与肝合，善达脾郁，土木双调，既能降逆，又可升陷。凡是润肝养血之药，一得桂枝，化阴滞而为阳和，滋培生气，功效非凡。

川芎味辛，微温，入足厥阴肝经。辛烈升发，善达肝郁，行结滞而破瘀涩，止疼痛而收疏泄，宜用于肝气郁陷者。

牡丹皮味苦、辛，微寒。善化凝血而破宿癥，泄郁热而清风燥，血行瘀散则木达风清。

（三）火为温热宣通之气

黄连味苦，性寒，入手少阴心经。清心退热，泻火除烦。君火虚
而不降，则升炎而上盛，其上愈盛，其下愈虚，当其上盛之时，即其
下虚之会，黄连多与温中暖下之药并用，当中病即止，不可过剂，过
则中下寒生，上热愈甚。

牡蛎味咸，微寒，性涩，入手少阴心、足少阴肾经。牡蛎降摄君
相之火，降胆气而消痞，敛心神而止惊。软坚消痞，功力独绝。

龙骨味咸，微寒，性涩，入手少阴心、足少阴肾、足厥阴肝、足
少阳胆经。敛神魂而定惊悸，保精血而收滑脱。龙骨蛰藏闭涩之性，
保摄精神，安惊悸而敛疏泄。

附子味辛、咸、苦，温，入足太阴脾、足少阴肾经，沉重下行，
入下焦而暖肾，补垂绝之火种，续将断之阳根，肾水温则君火归根，
上热自清。补益阳根之药，无以易此。相火是君火之辅佐，君火行则
相火从，足少阳以甲木而化相火，随君火下行而交癸水。癸水之温
者，相火秘藏于下。君火不藏于癸水，则相火外泄，君火相火都升腾
则上热。上热剧烈者都是因为相火旺。相火暴烈迅急，不同于君火
温和。人之神宁而魂安者，君火相火二火归根。君火飞则心悬而神
悸，相火飘则胆破而魂惊，故虚劳内伤之证，必生惊悸，其原因是水
寒土湿而二火不归。当以附子暖水，使君火、相火二火归根，神魂自
安。但欲调水火，必先治土，非得用补土养中、燥湿降逆之味，附子
不能独奏奇功。对于惊悸年深日久，寒块凝结，少腹硬满，已成奔豚
气者，不能用附子，用之则药不胜病，反而出现大的害处。应当用桂
枝、附子、花椒、干姜研碎热熨脐下，消化积寒。下寒若盛，即宜附
子暖癸水而敛丁火，可建奇功。有一种下热而不宜用附子的情况，是
由于水寒土湿而木陷。木陷则生气不足，故抑郁而生下热，下热虽

胜，而病本仍然是寒湿，法宜在姜、甘、苓、术诸药之内，辅以清风疏木之品，郁热一除，即以附子温其下焦，则相宜于病情。

（四）金为清凉下降之气

黄芪味甘、气平，入足阳明胃、手太阴肺经。黄芪清虚和畅，专走经络，而益卫气。逆者敛之，陷者发之，郁者运之，阻者通之，是燮理卫气的要药，调和营血的上品。一般蜜炙用。生用微凉，宜清表敛汗。

山药味甘、气平，入足阳明胃、手太阴肺经。养戊土而行降摄，补辛金而司收敛，善息风燥，专止疏泄。虚劳病均始于辛金之失敛，成于厥阴风木之不谧。山药善入肺胃而敛精神，辅以调养土木之品，实乃虚劳百病之良药。

五味子味酸、苦、咸，气涩，入手太阴肺经。敛辛金而止咳，收庚金而止泄，善收脱陷，最下冲逆。金收则水藏，水藏则阳秘，阳秘则上清而下温，精固而神宁，亦是虚劳的要药。

白前味甘、辛，入手太阴肺经。降冲逆而止嗽，破壅塞而清痰。

细辛味辛，温，入手太阴肺、足少阴肾经。降冲逆而止咳，驱寒湿而荡浊，最清气道，兼通水源。

射干味苦，微寒，入手太阴肺经。利咽喉而开闭塞，下冲逆而止咳嗽，最清胸膈，善扫瘀浊。

紫菀味苦、辛，入手太阴肺经。降气逆而止咳，破肺积而止喘。

款冬花味辛、气温，入手太阴肺经。降冲逆而止嗽喘，开痹塞而利咽喉，洗涤心肺，而兼长于润燥。

杏仁味甘、苦，入手太阴肺经。降冲逆而开痹塞，泻壅阻而平喘嗽，消皮腠之浮肿，润肺肠之枯燥，最利胸膈，兼通经络。调理气分之郁，无可替代。

桔梗味苦、辛，入手太阴肺经。散结滞而消肿硬，化凝郁而排脓血，善下冲逆，最开壅塞。

橘皮味辛、苦，入手太阴肺经。降浊阴而止呕哕，行滞气而泻郁满，善开胸膈，最扫痰涎。和平条达，不致破气而损正，行郁理气之佳药。

麻黄味苦、辛，气温，入手太阴肺、足太阳膀胱经。入肺家而行气分，开毛孔而达皮病，善泄卫郁，专发寒邪。风伤卫而营郁，故以桂枝以泄营，寒伤营而卫闭，故以麻黄而泄卫。桂枝通达条畅，专走经络而泄营郁，麻黄浮散轻飘，专走皮毛而泻卫闭。麻黄发表出汗，其力甚大，冬月伤寒，皮毛闭塞，非此不能透发，一切水湿痰饮，淫溢于经络关节之内，得之霍然汗散。但走泻真气，不宜虚家，误用则汗去阳亡，土崩水泛，阴邪无制，乘机发作，于是筋肉瞤动，身体振摇，惊悸奔豚诸证风起，祸变非常，不可不慎。汗出而温气发泄，因此，战栗振摇。

苏叶味辛，入手太阴肺经。通经达脉，发泄风寒，降冲逆而驱浊，消凝滞而散结，双解中外，能治咽中瘀结之症。

瓜蒌根味甘、微苦，微寒，入手太阴肺经。清肺生津，止渴润燥，舒痉病之挛急，解渴家之淋癃。清肺之药，最为上品，又有通达凝瘀，清利湿热之效。

瓜蒌实味甘、微苦，微寒，入手太阴肺经。洗心涤肺之妙药，涤涎沫之胶黏，最洗瘀浊，善解懊烦。

麦冬味甘，微凉，入手太阴肺、足阳明胃经。清金润燥，解渴除烦，凉肺热而止咳，降心火而安悸。泽枯润燥之上品，然单用无益于中虚肺热之家。麦冬得人参，清金益气，生津化水，雾露泛洒，心肺肃凉，洗涤烦躁之法，至为佳妙。

天冬味苦，气寒，入手太阴肺、足少阴肾经。天冬润泽寒凉，清金化水之力十倍麦冬，土燥水枯者，甚为相宜。阳亏阴旺，土湿便滑者，忌用。

竹叶味甘，微寒，入手太阴肺经。治大病瘥后，虚羸少气，气逆欲吐者，是清肺除烦，凉金泻热之佳品。

竹茹味甘，微寒，入手太阴肺、足阳明胃经。降逆止呕，清热除烦。

玉竹味甘，入手太阴肺经。清肺金而润燥，滋肝木而清风，和平滋润，化气生津。

百合味甘、微苦、微寒，入手太阴肺经。凉金润燥，泻热消郁，清肃气分之上品。

贝母味苦，微寒，入手太阴肺经。清金泄热，消郁破凝，降浊化痰，其力非小，然而清轻而不败胃气，甚可嘉奖。

柏叶味苦、辛、涩，入手太阴肺经。清金益气，敛肺止血。柏叶秉肺金之收气，最能止血，缘其善收土湿，湿气收则金燥而自敛。

柏子仁味甘、微辛，气香，入手太阴肺经。润燥除烦，降逆止喘。缘其香甘入土，能行凝滞，开土郁，肺胃右行，神气下达，烦喘自定。

知母味苦、气寒，入手太阴肺、足太阳膀胱经。专清心肺，止渴除烦。甚败脾胃而泻大肠，火衰土湿，大便不实者忌服。

石膏味辛、气寒，入手太阴肺、足阳明胃经。清金而止燥渴，泻热而除烦躁。甚寒脾胃，中脘阳虚者勿服。

桑白皮味甘、涩、辛，微寒，入手太阴肺经。善泻湿气而敛营血。

旋覆花味咸，入手太阴肺经，足阳明胃经。通血脉而行瘀涩，清气道而下痰饮。

（五）水为寒冷潜藏之气

茯苓味甘、气平，入足阳明胃、足太阴脾、足少阴肾、足太阳膀胱经。利水燥土，泄饮消痰，善安悸动，最能豁达郁满，除汗下之烦躁，止水饮燥渴，淋癃泻痢之神品，崩漏遗精带下之妙药，气鼓与水胀皆灵，反胃和噎膈俱效，功效非常广泛而突出。

猪苓味甘、气平，入足少阴肾、足太阳膀胱经。利水燥土，泻饮消痰，开汗孔而泄湿，清膀胱而通淋，带浊可断，鼓胀能消。猪苓渗利泻水，较之茯苓更捷。但水之为性，非土木条达，不能独行，若只是求于猪苓、茯苓、泽泻之辈，恐难奏奇效，故常配白术之燥湿土，阿胶、地黄之清风木，桂枝之达木。

泽泻味咸，微寒，入足少阴肾、足太阳膀胱经。燥土泻湿，利水通淋，除饮家之眩冒，疗湿病之燥渴，气鼓水胀皆灵，噎膈反胃俱效。泽泻咸寒渗利，走水腑而开闭癃，较之茯苓、猪苓淡渗更为迅速。

冬葵子味甘、微寒，性滑，入足太阳膀胱经。滑窍而开癃闭，利水而泻膀胱。冬葵子寒滑通利，善于开窍而行水。

瞿麦味苦、微寒，入足厥阴肝、足太阳膀胱经。利水而开癃闭，泻热而清膀胱，善行血滞而达木郁，木达而疏泄之令畅，故长于利水。

通草味辛，入足厥阴肝、手少阴心、足太阳膀胱经。行血脉之瘀涩，利水道之淋癃。

石韦味苦，入足太阳膀胱经。清金泄热，利水开癃。

茵陈蒿味苦，微寒，入足太阴脾、足太阳膀胱经。通达经络，利水道而泻湿淫，消瘀热而退黄疸。

连翘味苦，性凉，入足太阴脾、足太阳膀胱经。清丁火而退热，利壬水而泄湿，清心泻火，利水开癃，善除郁热之证，尤能行血通经，凉营散结。

赤小豆味甘，入手太阳小肠、足太阳膀胱经。利水而泄湿热，止血而消痈肿。

防己味苦、辛，性寒，入足太阴脾、足太阳膀胱经。泻经络之湿邪，逐脏腑之水气。

海藻味咸、性寒，入足少阴肾、足太阳膀胱经。利水而泻痰，软坚而消瘰。

滑石味苦，微寒，入足太阳膀胱经。清膀胱之湿热，通水道之淋涩，滑窍隧而开凝郁。

第四节　气－阴阳－五行模式

一、气一元论

中医学气－阴阳－五行是一个天人同构的模式。这个模式彰显了天人的多样化存在，构成一个相互联系的统一整体。中医学既探讨人，又探讨天。天即自然界，包括宇宙星空的运动及地球地理气候的变化。中医学在探讨人的时候往往用天进行比拟，发现天人之间的相像之处。从表面上看，人类与自然环境是有天壤之别的两类存在。但是实际上人类的生命是从自然环境中演化出来的。这样就需要发挥人类的思维能力来联想人与自然的共通性。

自然界孕育了人的生命。古人称自然界为天地。中医学的思维起点是"人与天地相参"，就是说人类的生命遵循自然界的规律而演化。道就是自然界的规律。道虽古老，却没有随着时间的流逝而消亡。至今人们仍然孜孜不倦地探讨自然界的规律，使"道"焕发着新的生机。天地之道表现为动静、阴阳、升降、水火。动极则静，静极则动；静则阴生，动则阳化；阴生则降，阳化则升。没有升就没有降，没有降就没有升。降者为水，升者为火。火升到顶点而降为水，水降到底处而升为火。

知道了天地之道就知道了人道。人由精子和卵子相合而形成胚胎。胚胎形成受到自然规律的支配，传统中医称这个规律为祖气。人的生命来自于自然规律支配下的物质合成。物质就像果实中的果仁，祖气就是果仁中的生机，果仁得到土气的滋养，果仁中的生机就会萌芽生长，新芽生长之时就是果仁腐烂之时。依此比类可知，不是有形质的精子和卵子能够生人，而是精子和卵子内涵的生命自然规律能够生人。

祖气所代表的生命演化规律，中华传统文化用气－阴阳－五行推理模式进行表述。祖气相当于人身太极，祖气含有阴阳，有阴阳就自然可以分为清浊，清者轻浮而善动，浊者沉重而善静。动静相交之处就是中气。中气运转，阳中之阴，位于西方，沉静而降，阴中之阳，处于东方，浮动而升，升则成火，降则成水，水旺则凝结成"精"，火旺则发动出"神"。火位于南方，水位于北方。阳气上升，自东向南，在东方时为木，此时神尚未发出，而神已经具备阳魂，魂藏在血中，上升则化为神。阴气下降，自西向北，在西方时为金，此时尚未凝结成精，而精已经具备阴魄，魄藏在气中，下降则生成精。在升降之间，自然有中土之气的转枢。东南西北中称为五神。五神生成五气以卫外，生成五精以内守，结成五脏就像宫城，开启五官就像门户。肾藏精，开窍于耳，生骨而荣发；心藏神，开窍于舌，生脉而荣色；肝藏魂，开窍于目，生筋而荣爪；肺藏魄，开窍于鼻，生皮而荣毛；脾藏意，开窍于口，生肉而荣唇。气温暖，血滋润，潜移默化，形气完备，十月怀胎而成人体。祖气、阴阳、气血、魂魄、精神都是在"气－阴阳－五行"思维结构中衍生出来的概念，用于概括人体的生命特征。中医学的证治法则也是建立在"气－阴阳－五行"思维结构中，从而对应于人体生命特征。

取象比类是联想思维的方法，在气－阴阳－五行推理模式中发挥重要作用。人类生活的自然环境中有水、阳光、土地、树木、金石五类物质，人类的生活与这五类物质有密切的关系。因此，古人将寒冷的水比拟为阴，温暖的太阳比拟为阳。进一步延伸则"水"为阴，"火"为阳。"形"为阴，"气"为阳。在人体则"肾"为阴，"心"为阳。通过阴、阳的抽象概念，人与自然的关系统一成一体。古人又将水、阳光、土地、树木、金石五类物质抽象成木、火、土、金、水五行。想象人体内升发向上的生机就像木的生长性，身体的能量就像火的温暖性，吸收营养就像土能滋养万物，沉着冷静就像金石的沉稳，适应炎热气候的能力就像水的清凉，生命不息像火能沸腾水一样。通过取象比类的方法，中医学将人的机能与自然物质的属性通过五行之气而融为一体。这仅仅只是中医学原始思维的初步萌发。在中医学两千多年的发展史中，取象比类时所综合的因素越来越多，思维的成果也越来越贴合临床实际，从而取得更好的疗效。

中医学最大的象概念是"气"。气是一种无形之大象。"气"反映了事物普遍联系和变化的哲学观点。普遍联系是万事万物中没有分别的共性。变化是万事万物的运动个性。"气"具有无所不在的普遍性和永不停息的运动性。"气"是沟通天人的桥梁。"气"保证了人体与环境之间的普遍联系。"气"的运动又产生了万事万物的个性变化。"气"的概念具有相当大的直觉性。《素问》说"地气上为云，天气下为雨；雨出地气，云出天气。"体现了古代中国人对自然现象的直接感受，而赋予这种感受以"气"的概念。在人的思维中认识到这些自然现象是由"气"的运动变化而产生。古人通过取象比类认为位于人体上部的胸闷腹胀类似于云雾缭绕膨胀，位于下部的腹泻类似于雨水下泄流失。故《素问》说"清气在下，则生飧泄；浊气在上，则生膜胀"。这样"气"的运动与症状发生联系，就具有了临床的意义。

二、阴阳两象的对立统一

古代中国人在观察"气"的运动中，认识到气的运动往往相反相成，具有对立统一性。"气"的大象可以分为阴、阳两象。这样古代中国人的直觉思维就飞跃到阴阳辨证思维。阴阳可以是通俗的名称，它在特定情况下可以表示一种特定的具体事物，如日为阳、月为阴，天为阳、地为阴，春夏为阳、秋冬为阴，男性为阳、女性为阴。更重要的是阴阳可以表示事物共有的性能或状态，如安静的为阴、躁动的为阳，气化无形者为阳、凝结成形者为阴。阴阳概念的运用非常灵活。任何对立双方都可以称为阴阳，并非固定有所指。中华民族的原始思维中很早就出现了阴阳的观念。阴阳观念是在古代生活中自然形成的，并且相当普遍地被使用着。人们在谈论房屋的朝向时，讲究朝阳或背阴，这正是阴阳的原始意义。在许多事物中都可以区别出阴阳特性，这一特性一定是在成对出现时才具有意义。例如天为阳，地为阴，但属于天的日和月成对时，则日为阳，月为阴。月虽属于天（阳），但在探讨和太阳有关的现象时，则月不具阳性，而具阴性。又如男为阳，女为阴。但不论男女，人体的腰以上象天属阳，腰以下象地属阴。由于阴阳概念在古人的思维中被高度灵活地运用，故《素问·阴阳应象大论》说："阴阳者，天地之道也，万物之纲纪，变化之父母，生杀之本始，神明之府也。"当天地万物被赋予阴阳概念后，古代中国人的思维就设定了天地万物负阴而抱阳的存在状态。所以说，阴阳是沟通天地万物与古代中国人思维的所在。阴阳是思维存在之处，是"神明之府"。古代中医学移植了阴阳概念，逐渐构成了以阴阳学说为核心的医学体系。阴阳概念源远流长，几经繁衍、演变，这是中医阴阳学说的大背景。

阴阳概念起源于对自然现象的观察、体会、综合和概括。在日常生活中，对人们影响最直接的天体是太阳。人们把阳光照射到的物体的一面称为阳，阳光照射不到的背面就是阴。久而久之，古人在对自然现象的观察和体验中，将明亮的、温暖的、活动的、主动的、外在的、上升的、清晰的都归属于阳；沉静的、被动的、内在的、下降的、浑浊的都归属于阴。这样在不知不觉中阴阳观念就概括成了一个抽象概念，具备了符号功能，能够广泛指代两种对立的不同属性的事物。阴阳的取象比类，使中华民族长于综合思维。

阴阳的具体背景是日、地关系。太阳不断辐射出大量的电磁能，地球只收到其中很小的一部分，这一部分能量对于地球上的生命和环境极其重要。地球上的水受到阳光照射吸收热量，就转变为蒸汽，有上升现象。反之水蒸汽遇冷凝结成水珠，当水珠达到一定的体积后，就会由于重力的作用而下降。水的上升和下降是由于温度的高低造成的，联系到阴阳的冷暖意义，古人就引申出上升的属阳，下降的属阴。由于清澈的水易于透过阳光，浑浊的水难以透过阳光。阴阳的原义是阳光是否照射到物体，于是衍生出清晰的是阳，浑浊的是阴。没有阳光照射的表现出来的是阴寒气，有阳光照射的表现出来的是阳热气。故《素问》说："寒气生浊，热气生清。"中医学有形气之说，气是无形的，所以与形相对。水受热蒸发成汽，水由有形变为无形；水蒸汽遇冷凝结成水，由无形变为有形。联系到阴阳的冷暖意义，引申出阴阳的又一个新的意义，气为阳，形为阴。《黄帝内经》归结为"阳化气，阴成形"。

阴阳是中国古人用来代表一切事物正反两面的综括代名词，用于研讨万事万物共有的演变特性。阴阳可以理解为各种事物都具有一种基本联系。阴阳的原始意义是阳光照射到与否，以阳光照射的有无作为规定概念的根据，故而得到具有矛盾关系的阴阳两个概念。阴阳和矛盾概念确实有共同之处，但也有重要的差别。矛盾比喻两物的相互抵触、互不相容的状态。矛盾没有包括和谐和互补的涵义在内。相对于矛盾一词，阴阳一词的涵义不仅包括了矛盾的涵义在内，也具有和谐互补的意义在内。阴阳主要反映了事物的两种具有基本差异的特性。例如男人为阳，女人为阴。男女在许多方面有差异，但同时在许多方面又有共同点。因此很难用对抗、对立的概念来理解男女之间的阴阳性质差别。阴阳概念能较好地反映男女结合之间的关系。只有男女匹配，体现了阴阳平衡，才能使家庭和睦，身心健康。阴阳是宏观概念。阳光照射、明暗、冷暖都是宏观现象。阴阳概念具有综合性。宏观自然现象一般是多种反应的综合效果。阳光照射之处至少有两种效果：明亮和温暖。只有在实验室里，在人工控制的条件下，才能产生单一因素反映。概括自然现象的概念一般意味着综合性，阴阳也不例外。阴阳从一开始就表现出符号功能。朝阳（山的东面）、夕阳（山的西面）、阳（山的南面）、阴（山的北面）可以用来表示山丘的东西南北四面，阴阳的这种用法无异是一组符号，而朝、夕可以视为阴阳符号的上标。

从阴阳概念所覆盖的横断面考察，阴阳有三大部分。

1. 阴阳是实体　古人所说的阴阳不是任意的两个实体，而是具有对立关系的两个实体。这些阴阳实体的对立关系通常是人们通过取类比象的思维方法进行的人为设定。如太阳温暖，月亮凉而不热，日月形成一对阴阳；天空辽阔高远，地面平坦局限，天地形成一对阴阳；水寒凉低流，火炎热上冲，水火形成一对阴阳，等等。人们赋予实体的阴阳属性，其更深层的目标是为了将实体通过阴阳属性而气化、意象化，在人们思维中使它们转化为可以彼此汇通、交融、整合为一体的对立统一的对象。

2. 阴阳是气　气是比阳光更为抽象、更重要的存在。在古人的印象里，气看不见、摸不着，阳光可以被挡住，而空气无所不在。气的弥散性象征着普遍性。夜里大部分时间没有阳光，人类仍然可以生存。但是人类不能片刻离开气，有没有气关系到人的生死存亡。中国人往往把能意会而不能直接观察，但又至关重要的东西称为气。古代医家在临床活动中移植了阴气、阳气的概念，逐渐形成了中医阴阳思维。体会"阴阳是气"这一观念，既需要直觉思维，又需要阴阳辨证法。比如我们身处在一个房间内，这个房间中有红木家具、玉器、铜架、燃烧的火炉、盆景等错落有致的摆设，这些摆设各自会透露一些气息，红木家具古朴而散发出木香味，玉器清凉细腻，铜架质重而高贵，火炉温暖，盆景富有生机，这些气息融为和谐一体，就会给人一种和谐温馨的感受，这是一种整体的直觉的"气"的感受。这种感受中有既有古朴的沉淀感，又有生机的现代感；既有细腻感，又有厚重感；既有清凉感，又有温暖感，这些对待统一的感受，就是一种阴阳辨证法的感受。中医的悟性往往意味着人的思维中是否能够将有形质的事物转化为无形质的气来进行体悟。

3.阴阳是事物的属性　人们普遍地把对立概念归于阴阳概念之下。具有对立关系的实体如日月、乾坤；具有对立意象的属性如动静、刚柔、进退、往来、开阖、寒暑、伸屈、尊卑、吉凶、得失、大小、难易、贵贱、远近等。对立的属性里既有自然属性，又有社会属性。阴阳哲学认为：无论是自然现象还是社会现象，都具有阴阳两种对立属性，它们的相互作用是事物变化的原因。这就把阴阳概念向前大大地推进了一步，使阴阳融为相互作用的一体，用以说明事物变化的原因不是在外部，而是在内部，从而达到古代辩证法的顶峰。中医学说主要来源于阴阳的属性判断，并且阴阳属性判断以六经病－八纲证的模式被落实到了病脉证治、理法方药上。

三、五行的实质是阴阳

"气"的大象又可以分为五行之象。五行是阴阳的进一步细化。水性清凉、滋润、下行、闭藏，具有向下的运动态势。火性炎热、温暖、光明、上升、跳跃、升腾，具有向上的运动态势。木性生长、升发、发散、外向、条达、舒展，具有向上、向外发散的运动态势。金性收敛、清洁、沉降，具有向下、内敛的运动态势。因为上升、发散者属阳，下降、内敛者为属阴，所以五行之中，木、火属阳，金、水属阴。

木、火、土、金、水这五种有形的物质不具备运行能力。五行运行的道理不是从这五种物质特性中衍生出来的。五行遵循天之五气风、热、湿、燥、寒的运行规律而相生，这就是五行相生的气化规律。所谓："五行之理，相生以气，非相生以质，《谭子》所谓形不灵而气灵也。地之木火土金水者，五行之质也，天之风、热、湿、燥、寒者，五行之气也。"天气盛于东南，地气盛于西北。天气指阳气，地气指阴气。阳气生于东而长于南，阴气收于西而藏于北。对应一年四季春夏秋冬的气候变化规律。春温之后是夏热，夏热之后是秋凉，秋凉之后是冬寒。夏之后是长夏湿。一日昼夜的温热凉寒的天气变化规律，上午位于东方为温，中午位于南方为热，热生中央的湿，湿生西方的凉，凉生北方的寒。这种自然规律就是五行的气化。并不是说木材可以生火，火的燃烧可以生土，土壤可以生金矿，金矿可以生水液，水液可以生木材。

五行相克的意思是五行之间通过相互的制约，以控制五行气化太过。木气过于升散，则土气不稳固，因此以金气来收敛木气。火气过于炎热，则金气不肃降，因此以水气来藏聚火气。土气过于湿润，则水气不升浮，因此以风气来升散土气。金气过于收敛，则木气不上达，故以火气来温暖金气。水气过于润下，则火气不下降，故以土气来燥水气。水气升浮，则火气下降，火气下降则金气肃降，金气肃降则木气发荣，木气发荣则土气燥，土燥则水气上升。这样相生则没有不及，相克则没有太过，显示出生命的运行和调控的微妙变化。

《尚书·洪范》"木曰曲直，金曰从革，火曰炎上，水曰润下，土爱稼穑"是说五行气化运动的特性。"润下作咸，炎上作苦，曲直作酸，从革作辛，稼穑作甘"是说五行气化运动异常所产生的味道。五行气化运动的正常情况是：水气宜上浮而火气宜下沉，木气宜上升而金气宜下降，土居中位是四象转运的机枢。异常情况是：水气润下而不上浮，火气炎上而不下沉。木气曲而不升。革则金气不降。升和降不平衡则土气不运。这是说五行不能正常气化，就会分别滋生咸、苦、酸、辛、甘五种异常的味道，提示五脏滋生了疾病。升水木和降火金，其权衡在土，土气不运则水木火金四维不转，故郁而滋生五味。

四、藏象学说成功地实现气－阴阳－五行学说的医学化

古人将气－阴阳－五行学说引入医学领域后，将宏观的人体解剖实体在思维中进行"气化"加工，采用"同气相求"的普遍联系的哲学观点和"取象比类"的归类方法创立了藏象学说。藏是指隐藏在人体内的脏腑器官。象，其义有二，一指脏腑的解剖形态；二指脏腑的生理病理的特征性外在表现。藏象学说是中医学的人体结构理论。

人与天地相参。人感阴阳五行之气而生成脏腑。脏腑的气化特点与阴阳五行的气化特点相应。脏为阴，腑为阳。肝、胆，对应五行的木。心、小肠，对应五行的君火。脾、胃，对应五行的土。肺、大肠，对应五行的金。肾、膀胱，对应五行的水。膻中、三焦，对应五行的相火。肝气主司生，其时应春。心气主司长，其时应夏。脾气主司化，其时应长夏。肺气主司收，其时应秋。肾气主司藏，其时应冬。

五脏是藏精、神、魂、魄、意之处。肝藏魂，心藏神，脾藏意，肺藏魄，肾藏精。神为阳，精为阴。魂自阴而阳，阳盛则生神。魄自阳而阴，阴盛则生精。血属阴，而其中有阳魂，得木气之升散而气

化。气属阳，而其中有阴魄，得金气之收敛而结聚。

六腑是受水谷而化物之处。水谷入胃，脾气消磨，渣滓下传，精微化为雾气而上输归于肺。肺司气而主皮毛，将此雾气由脏敷布至经络，由经络而宣发至皮毛，这就是六经的气化。雾气下降而化为水，生成津液精血。津入肺，液入心，血入肝，精入肾。谷气为阳，升于心肺，谷精为阴，入于肝肾。肾为纯阴，阴极而阳生，心为纯阳，阳极而阴生，故上部也有精，而下部也有气。下部的气是阳根。上部的精是阴根。

腑禀天气，故泄而不藏；脏禀地气，故藏而不泄。脏腑之间的关系就象太阳发射的阳光与地球上的水之间的关系。地球收藏太阳放射的热量，水火交济从而演化出生命。阴阳互根。五脏属阴，而秘藏阳神。如果没有五脏主藏，则阳神不能秘藏于人体而飞越于外。六腑属阳，而化生阴精。如果没有六腑的化生，则阴精会耗竭。阴可以吸阳，所以阳神不上脱。阳可以暖阴，所以阴精不下流。阳盛之处一阴已经生，阴盛之处一阳已经化。故阳到达阴的位置后，阳转化为阴，但是由于它本来具有阳的属性，所以到达极阴的位置后就会自然上升，而使阴不继续向阴的方向下走；阴到达阳的位置后，阴转化为阳，但是由于它本来具有阴的属性，所以到达极阳的位置后就会自然下降，而使阳不继续向阳的方向上越。上下其实本来是相互包容的一体，阴平阳秘而成无形的气的圆运动。

从阴阳分类法的角度，按照脏腑之象分：脏腑之间的关系犹如天和地的关系。大地象一个取之不尽用之不竭的宝库，为人们提供赖以生存的物质。天象一个府库，将大地包绕其中。按照"同气相求"的道理，五脏为相对实体的器官，象大地，地在下，被天包裹在内，为阴。六腑为中空的囊性器官，象天，天在上，在外，包裹着地球，属阳。所以，人们将实体的器官称之为藏，将中空的器官称之为府。藏府是脏腑的通假字。脏腑之间象天地组合那样的形成阴阳配对组合。

心、肺位于横膈之上为阳，肝、脾、肾位于横膈之下为阴。以此为基础，再从五脏各自的形态、结构角度进行比较归类，心为独体器官，肺为左右结构的复合体，位居心脏两侧。根据阴阳的形符，独体的为阳，画作"—"；复合体的为阴，画作"－－"。所以心、肺之中，心为阳中之阳，肺为阳中之阴。肝、脾、肾之间，肝为相对独体，属阳。肾为左右复合体，属阴。脾由解剖上的脾和胰共同组成，属于复合体的脏，但在称谓上隐去了胰，独称为脾，结构上属于复合体，称呼上属于独体，既有属阳的部分，又有属阴的成分，起到了承前启后、承阳启阴的作用。所以肝为阴中之阳，肾为阴中之阴，脾为阴中之至阴。脾为至阴的"至"用的是本意，指到来、到达的意思，"至阴"即"到达阴的位置"。当然，至也有极、最的意思，但当脾与肾相比较的时候，脾当然不能称之为"最阴"。

从五行分类法的角度，将五脏从独体到复合体依次排序，依据五脏的形态结构从阳到阴排序为：心、肝、脾、肺、肾。在五行之中，火为阳中之阳，木为阳中之阴；金为阴中之阳，水为阴中之阴。土性生化，滋养万物，承载受纳，四季土旺，在运动态势上呈现出升降循环不已的周期性的圆运动，故居于五行火木、金水之中。依照五行的运动趋势，按照从阳到阴的顺序排列为：火、木、土、金、水。故五行与五脏的配属关系为：心属火、肝属木、脾属土、肺属金、肾属水。

在藏象学说引入阴阳五行的思维模式之后，需要赋予藏象具体的生理功能。从四季与藏象进行取象比类：心为阳中之太阳，通于夏气。心是最具有阳热、动能的脏，最能体现生命的兴旺，阳极必阴，心所处的位置又是由阳转阴的枢纽，阴阳是神明之府，故心又是神明变化之处所。人的面部血脉丰富，是心血所充实的地方，耐寒性最强。故《素问·六节藏象论》说："心者，生之本，神之变也；其华在面，其充在血脉，为阳中之太阳，通于夏气。"从社会组织与藏象进行取象比类：心为君主之官，结合心所处的位置是由阳转阴的枢纽，阴阳是神明之府，故人的思维从心而出。如《素问·灵兰秘典论》所说："心者，君主之官也，神明出焉。"从七窍和五脏的形状相似度进行取类比象：心脏与舌都是独体器官，形状均呈梨状，故《灵枢·脉度》说："心气通于舌，心和则舌能知五味矣。"从心藏神与人的思维和情志角度进行取象比类：由于神就是阴阳之道，代表古代中国人的阴阳辨证思维模式，故心藏神就是指心是思维存在之处所。人的悲喜等情志变化，均起于人的思维意识，故情志由心所主导。如《灵枢·本神》所说："所以任物者谓之心，心有所忆谓之意，意之所存谓之志，因志而存变谓之思，因思而远慕谓之虑，因虑而处物谓之智。""心藏脉，脉舍神，心气虚则悲，实则笑不休。"同样的，肝、脾、肺、肾四脏根据取象比类思维方法被赋予具体的生理功能。

藏象虽然被分为五个系统，却又贯穿了阴阳二气的运动变化，要解释人体错综复杂的生理病理变化，最终要落实到阴阳思维。《素问·生气通天论》说："凡阴阳之要，阳密乃固。两者不和，若春无秋，若冬无夏，因而和之，是谓圣度。故阳强不能密，阴气乃绝；阴平阳秘，精神乃治；阴阳离决，精气乃绝。"阴平阳秘是健康的根本。阴阳离决是精气受损，滋生疾病的根源。《素问·生气通天论》又说："阴者，藏精而起亟也；阳者，卫外而为固也。阴不胜其阳，则脉流薄疾，并乃狂；阳不胜其阴，则五脏气争，九窍不通。是以圣人陈阴阳，筋脉和同，骨髓坚固，气血皆从。如是则内外调和，邪不能害，耳目聪明，气立如故。"人体内阴气是阳气的后盾，阳气是阴气的固摄。心身过于劳累，就会出现烦劳而阳气受损。烦劳本身是一种阳性的过度劳作，会导致阴气的过度消耗，所以出现脉流急迫，甚至精神狂躁过度亢进的症状。心身过于安逸，就会出现阴气过盛。身体缺乏劳作，阳气留滞于内而不能通达于外，故五脏气机不顺，脏气不能通于九窍，九窍不通。因此，劳逸结合才能阴阳调和，气血顺畅，人体的内环境和自然环境调和，人才会有雄姿英发、蔚然挺立的气立状态。

五、五运六气赋予气 - 阴阳 - 五行学说时空规定性

五运六气又称运气学说。古代中国人观察天体的运动和地球的气候变化，发现了天体运动的阴阳系统和循环现象，他们由此建立了运气学说。人类在地球上观测天体，由于天体距离遥远，似乎它们都分布在一个以观测者为中心的球面上，这个球就是天球。观测者能够分辨的，是天体方向的差异。天体在天球上的位置叫天体的视位置。在地球上的观测者眼里，地球是静止的，而天球是转动的。天球运行主要包括天赤道二十八宿视运动和天球黄道太阳视运动两种。周年赤道视运动左行和周年黄道太阳视运动右行二者的阴阳对立统一的运动，决定着天运的一切。天赤道二十八宿视运动左行，顺时针方向旋转，带动整个天球运转，分为赤道周日视运动和赤道周年视运动两种，二者方向相同，都是顺时针方向。太阳黄道视运动也分为周日和周年两种，但是二者的运动方向却完全相反。地球每天自转一周。观测者看到天体每天都绕自己运动一周。天球永远处于周日旋转之中。周日视运动是天体最明显的运动。由于太阳的周日视运动，人们看到太阳早晨从东方升起，傍晚从西方落下。周日太阳视运动与赤道运动方向一致，是顺时针方向，称为左行。太阳的周日视运动连续进行，所以地面上的明亮程度和昼夜气温的变化就形成一涨一消的波动和循环。白昼阳光照射得到，气温较高；夜间阳光照射不到，气温较低。根据阴阳的明暗、冷暖意义，因此就用阴阳消长概括太阳的周日视运动对地球产生的影响。同时以东升为阳的运动流程，西落为阴的运动流程。

天体运动给中医阴阳学说的一个重大启示是：阳从东（左边）升，阴从西（右边）落，阳长阴消，阴长阳消。地球每年围绕太阳公转一

周。太阳周年视运动表现为太阳对于天赤道的往返南北回归运动。实际上是太阳直射点对地球赤道的回归运动。这样就形成了一年四季的变化。我国位于北半球，由冬至夏是阴消阳长，由夏至冬是阳消阴长。

天体运动给中医学的另一个重大启示是：周年太阳黄道视运动方向为逆时针，与周年二十八宿赤道视运动方向相反。这样周年太阳黄道逆时针视运动被规定为阳，周年二十八宿赤道顺时针视运动被规定为阴。阴阳历法规定：周年二十八宿赤道顺时针视运动流程，被划分为每年 12 个月，用十二地支表示，故十二地支属阴；周年太阳黄道逆时针视运动流程，被划分为每年 10 个月，用十天干表示，故十天干属阳。阴阳历法以五行与十天干相合，六气与十二地支相合，共同形成五运六气的变化。因此，五运六气的推步通过天干地支的组合，而显现出阴阳五行的变化规律。

五运六气，主要是由"五运"和"六气"两部分组成的。五行与十天干相合，六气与十二地支相合。天干是甲、乙、丙、丁、戊、己、庚、辛、壬、癸十天干的简称，又称"十干"。"干"有个之意。古人用十干来记录太阳周年视运动的次第，故称"天干"。天干的次第先后，不仅仅是指一个数字符号，而是包含着太阳运动对万物由发生而少壮，而繁盛，而衰老，而死亡的影响。子、丑、寅、卯、辰、巳、午、未、申、酉、戌、亥，是为十二地支，简称十二支。古人将十二支来记录北斗周年视运动的次第，一岁十二个月，每月各建一支，即正月建寅，二月建卯，三月建辰，四月建巳，五月建午，六月建未，七月建申，八月建酉，九月建戌，十月建亥，十一月建子，十二月建丑。十二支的次第先后，说明北斗的运动对事物的发生而少壮，而繁盛，而衰老，而死亡的影响。天干、地支各有阴阳属性。从干与支来看，则天干为阳，地支为阴。但从干支本身来说，则天干和地支都可再分阴阳：一般说来，天干中的甲、丙、戊、庚、壬为阳干，乙、丁、己、辛、癸为阴干，地支中的子、寅、辰、午、申、戌为阳支，丑、卯、巳、未、酉、亥为阴支。其划分方法是按干支的排列顺序，单数为阳，双数为阴。这是从阴阳历法的规定而来的。运气学说运用阴阳的作用，赋予天干地支以阴阳的属性，这样用天干地支表达的天文历法就可以通过阴阳属性与藏象产生关联，沟通了藏象学说与天文历法，从而构建出运气学说。

中医学以气－阴阳－五行思维模式，运用取象比类的方法与古代天文学结合起来，从而形成了运气学说。运气学说借天体视运动的规律和地球气候变化显现出来的特点，将其归类入气－阴阳－五行的体系中。人体脏腑的生理病理变化的特点，同样也是用气－阴阳－五行体系来表达的。运气学说体现了天人同构的基本观点。运气学说运用天体运动的规律和气候变化的特点，形象地说明人体的生理病理变化。

春从东升，秋从西落。按照五行配属的规定，相应的脏腑运动规律就是肝气从左升，肝气温；肝气升至极点，就是心气，心气热；肺气从右降，肺气凉；肺气降到极点，就是肾气，肾气寒。心肾会相交，就如同太阳和水的关系一样，太阳的能量能使水温暖，水又能涵藏太阳的能量。因此，心气虽然热，但是有肾水的调节而会从右下行向肺气凉的方向；肾气虽然寒，但是有心火的温暖而从左上行向肝温的方向。土气居中，是阴阳升降运动的枢纽。这样人体的五脏气化运动就像一年四季的循环运动的节奏一样，形成了一个循环的圆周运动。

六、气－阴阳－五行学说的集成

气－阴阳－五行学说中有一组核心数字，即一、二、五、六、十二、二十四、六十。这一组核心数字集成了气－阴阳－五行学说。"一"代表气,"二"代表阴阳,"五"代表五行,"六"代表六气,"十二"代表十二经络,"二十四"代表节气,"六十"代表甲子。包括了以"气"为初始概念的天人合一基本观念;以"阴阳"的二分法认识世界的思维结构;以"五行"对应于十天干,甲为阳木,乙为阴木,丙为阳火,丁为阴火,戊为阳土,己为阴土,庚为阳金,辛为阴金,壬为阳水,癸为阴水,体现阴阳的进一步划分和融合,即阴中有阳,阳中有阴;以"六气"对应于二十四节气,每4个节气对应于一种气;以十二经络对应于十二地支、十二时辰、十二月。清代医家黄元御总结归纳了黄帝、岐伯、张仲景、秦越人的医学观点,著成《四圣心源》,集成了气-阴阳-五行学说,突出显示了中医学"象思维"特点。《四圣心源》的不足之处在于只是强调了气-阴阳-五行的相应,而没有突出理论体系中的逻辑性。因为"象思维"的相应相当于公理。从公理到结论应有一个证明过程。如果没有逻辑体系,证明过程就会被忽略,而通过"象思维"从公理直接跨越到结论。现代人的逻辑思维不容易接受从"象思维"中发展出来的气-阴阳-五行体系。就是古人也需要有极高的天赋才能比较自如地运用"象思维"。现代人学习中医学,需要站在古代文化的背景下,才能有所领会。现代人发展中医,需要在理解古代中医的思维基础上,借助科学思维、逻辑思维重构中医理论。

以下参考《四圣心源》,对气-阴阳-五行学说做一择要介绍。

1. 中气升降

中气左升右降的模型,突出地显示了气-阴阳-五行体系在中医学理论体系中的统师地位。中国古人发明了"气"的概念。由于"气"是无所不在的存在,所以它成为了沟通宇宙间万事万物的媒介。中医学将天和人都气化,从而构建了天人同构的中医气化理论。在《四圣心源》的气化理论中,最重要的是理解阳升、阴降,脾升、胃降和中气的概念。太阳从东方升起,西方降落。故升为阳,降为阴,升之不及为阳虚，降之不及为阴虚。这就是自然之性，意即人体的阴虚和阳虚取象比类于太阳的升、降运动。如果在人体内升的过程衰败，则称为阳虚、肝脾下陷、寒气盛、湿气盛。如果降的过程衰败，则称为阴虚、胆胃上逆、火气盛、燥气盛。中气是阴阳的分界线，实质上就是划分阴阳的工具，故说"中气者，阴阳升降之枢轴，所谓土也"。中气升降偏移意味着阴阳失衡，疾病滋生。

在气化理论中，五行是阴阳二气升降运动的细化，木为阳中之阴，火为阳中之阳，金为阴中之阳，水为阴中之阴。土为中气，是阴阳升降之枢轴。五行不是指五种实体，而是阴阳二气运动的进一步分类，故说阴阳中有五行，五行中有阴阳。五行"其相生相克，皆以气而不以质也，成质则不能生克矣"。在五行学说中，母子是相生关系的代称，夫妻是相克关系的代称。从母子和夫妻维持家庭关系的常识来看，可以知道相生、相克在正常情况下都是为了维护整体的稳态而发生的作用。

2. 阴阳变化

宇宙的本来面目是一片混沌，并没有阴阳的分别。气充斥在宇宙中，万事万物都是由气构成。因此，宇宙是以气的普遍存在而同构。中国古人经常按照太阳相关的属性来划分阴阳。因此，气的属性就因为阴阳概念的出现而一分为二。清水易于透过阳光，故清属阳。浊水难于透过阳光，故浊属阴。太阳东升为阳，上升至正上方的极点，则为南方。太阳西落为阴，西落至正下方的极点，则为北方。故阴阳被赋予了方位和运动的属性。东方、上升的为阳，西方、沉降的为阴。阴阳划分的标准是自然而然的。阴处于西北方位，阳处于东南方位，也是自然而然的。划分清、浊的基础和标准，就是中气。中气是位于中位的气，"中"是划分阴阳的标准，"气"是划分阴阳的基础。中气在五行中被称为"土"。土是阴阳升降的总体综合状态，被比喻为机关运转的中轴和中枢。土的枢轴运动是"气"的运动规律的意象。左升者为清阳之气，右降者为浊阴之气。

"阳化气，阴成形"是中医学的一个基本原理。阳能使水蒸腾化气，阴能使水凝结成形。在人体内就是心肾相交，水火既济。心为肾提供阳气，肾为心提供阴水。阳气化水，阴水涵阳。实际心肾上是负阴抱阳的一体。肾位于北方，是冬至点，一阳所生之处，水在阳气的温煦作用下从北方气化上升，表现为清气左旋，升到一半时，处于东方，还没有化火，这时是木。木气已经温了，继续上升到南方时，积温成热，就化为火。心位于南方，是夏至点，一阴所生之处，阳气在阴的作用下成形，凝结下降，表现为浊气右旋，降到一半时，处于西方，还没有成水，这时是金。金气已经凉了，继续下降至北方时，积凉成寒，就化为水。水、火、金、木位居北、南、西、东四方，具有寒、热、凉、温四性，呈现降、升、敛、散四种运动状态，因此名为四象。四象就是阴阳的升降运动。阴阳就是居于中位的气的升浮和沉降。为了方便阐述，把气的规律运动划分为上、下、左、右四种意象，就叫四象。从左、右或者上、下而言，四象可以归类为阴阳。合为总体，四象就是居于中位的中气向北、南、西、东四个方向的运动规律。四象左升右降，如轮旋转，一年为一周期。四象轮旋的概念是建立在天文历法的基础上。

冬至夏至，是日影的长短两极。立竿测影，冬至日影最长，夏至日影最短。"冬至阳旦，夏至阴旦"。阳旦是阳气萌发的第一天，阴旦是阴气萌发的第一天。设想一年为一个圆周，冬季在北方（下方，属阴），夏季在南方（上方，属阳）。以圆周上的冬至和夏至两点连线，则此一直线为居于中位的中气，是阴阳升降的枢轴。这个枢轴顺时针转动，由夏至（阳）到冬至（阴），天气渐寒，阳气由上至下收藏为阴气。阴之半降则为秋。阴之全降则为冬。由冬至（阴）到夏至（阳），天气渐暖，阴气由下到上升发为阳气。阳之半升则为春。阳之全升则为夏。春生夏长，春属木气，夏属火气，故春温而夏热；秋收冬藏，秋属金气，冬属水气，故秋凉而冬寒。四象是居于中位的土气的向北、南、西、东四个方向的运动规律。故"土无专位，寄旺于四季之月，各十八日"。土主湿气，自然界湿气最旺的时令是在六月之间，故说"而其司令之时，则在六月之间"。土加上木、火、金、水四象，叫做五行。

3. 五行生克

五行按照木、火、土、金、水、木的顺序而相生，按照木、土、水、火、金、木的顺序而相克。五行相生相克，是按照五行之气各自的运动特点而形成的。如果从五行的物质实体来看，木、火、土、金、水这五类物质是不会相生相克的。只有当这五类物质通过人类的思维，将其属性气化，赋予运动趋势的涵义，才能产生相生相克的平衡运动，以体现"气化"的图景。

中国位于北半球，国土的北部气候寒，南部气候热，东部气候温，西部气候凉。太阳从东方升起，一天的气温开始温暖，就像春季是一年之中的温暖季节一样，故阳气、东方、春季可以归为一类，故说"阳升于东，则温气成春"。太阳升至南方，一天的气温开始炎热，就像夏季是一年之中的炎热季节一样，故阳气、南方、夏季可以归为一类，故说"升于南，则热气成夏"。太阳从西方落下，一天的气温开始变凉，就像秋季是一年之中的凉爽季节一样，故阴气、西方、秋季可以归为一类。太阳隐没之后，一天的气温变寒冷，就像冬季是一年之中的寒冷季节一样，故说"阴降于西，则凉气成秋，降于北，则寒气成冬"。春夏秋冬按照先后出现的次序产生相生的关系，故说："春之温生夏之热，夏之热生秋之凉，秋之凉生冬之寒，冬之寒生春之温。"

土气是居于中位的中气，能生四象，是四象之母，这是从"气化"的整体上来看。但是湿为土气，自然界的气候特点是六月之时湿气最盛，六月是在炎热的夏季火主时令之后，故说火生土。六月的湿气盛的机理是火在土上，水在土下，水火交蒸，乃生湿气，寒热相逼，所以湿动。湿是水火交蒸的平衡点，故说："湿者，水火之中气。"土寄位于六月之时，西南方位，南热而西凉，故曰火生土，土生金。相克是制约"气化"运动中可能出现的偏颇的趋势，以维持"气化"运动的平衡。木的属性是发散，金的属性是收敛，木得金敛则不过散。火的属性是升炎，水的属性是寒藏。火得水伏于下，则火不过炎。土的属性是潮湿，木的属性是疏通，土得木的疏通，则不过湿。金的属性是收敛，火的属性是温热，金得火的温热，则不过收。水的属性是降润，土的属性是渗透，水得土渗，则不过润。这都是自然界"气化"运动的微妙之处。

4. 脏腑生成

人与天地互相参证。天地阴阳二气的运动创造了生命的起源。这个起源就是祖气，祖气是人身的太极，也就是"人本天地之中以生"。祖气刚刚凝聚的时候，清、浊、纯、杂并不一致，厚、薄、完、缺也不相等。这就是一个人的生命之初的禀赋各不相同。祖气之内，含抱阴阳，阴阳之间，是居于中位的中气。中，就是土。土分为戊土和己土。中气左旋，则为己土；中气右转，则为戊土。戊土为胃，己土为脾。己土上行，阴气上升而化阳气，肾水上升而化心火。阳气半升于左，则为肝，全升于上则为心。戊土下行，阳气下降而化阴气，心火下降而化肾水。阴气半降于右，则为肺，全降于下则为肾。肝属木而心属火，肺属金而肾属水。肝、心、脾、肺、肾是人的五行。五行之中，各分阴阳。阴气象地，生五脏。阳气象天，生六腑。十天干代表十月太阳历，遵循阳的循行规律，每年划分为十个月，每月36天，甲（一月）、乙（二月）、丙（三月）、丁（四月）、戊（五月）、己（六月）、庚（七月）、辛（八月）、壬（九月）、癸（十月），遵循奇数位为阳，偶数位为阴的规定。甲乙属木，丙丁属火，戊己属土，庚辛属金，壬癸属水。五脏属阴，六腑属阳。故肾为癸水（阴水），膀胱为壬水（阳水），心为丁火（阴火），小肠为丙火（阳火），肝为乙木（阴木），胆为甲木（阳木），肺为辛金（阴金），大肠为庚金（阳金）。太阳的运行规律直接决定了位于北半球的中国的四季形成。太阳的运行规律即是划分五行的基础。五行各一，而火分为君火、相火二火。脏有心主相火（阴火），腑有三焦相火（阳火）。

5. 六气名目

厥阴风木	足厥阴肝	乙木
	手厥阴心主	相火
少阴君火	手少阴心	丁火
	足少阴肾	癸水
少阳相火	手少阳三焦	相火
	足少阳胆	甲木
太阴湿土	足太阴脾	己土
	手太阴肺	辛金
阳明燥金	手阳明大肠	庚金
	足阳明胃	戊土
太阳寒水	足太阳膀胱	壬水
	手太阳小肠	丙火

太阳对地球的气候影响呈显性，表现为春、夏、秋、冬四季相对稳定的更替，各自维持一季时间，通过五行来体现。其他天体对地球的气候影响呈隐性，这种隐性的影响与太阳的显性影响相互叠加，表现为风、热、暑、湿、燥、寒六气更替，分别存在于一年二十四节气中，各自维持四个节气，通过六气来体现。六气分别是厥阴风木、少阴君火、少阳相火、太阴湿土、阳明燥金、太阳寒水。

五行为了与六气相配合，而将火分为君火、相火二火。脏有心主相火（阴火），腑有三焦相火（阳火）。五行的相火与六气的暑相配合。太阳和其他天体共同对地球的气候产生同步影响，这种影响以显性和隐性的方式共时存在。因此，五行需要与六气相配合，便于研究这种客观存在的交错作用。五行与六气配合的对应关系是：木－风，君火－热，相火－暑，土－湿，金－燥，水－寒。

6. 六气从化

十二地支代表十二月北斗历，遵循阴的循行规律，每年划分为十二个月，每月 30 天，寅（正月）、卯（二月）、辰（三月）、巳（四月）、午（五月）、未（六月）、申（七月）、酉（八月）、戌（九月）、亥（十月）、子（十一月）、丑（十二月）。一年十二个月被划分为六气，分别是风、热、暑、湿、燥、寒，每一步气占四个节气。天干代表十月太阳历，分为五行，分别是木、火、土、金、水。在天成象，在地成形。象和形表现不同，实质一样，都是气化运动的不同形式。《周易·系辞上》："在天成象，在地成形，变化见矣。"①言自然界的变化运动。象指天上日月星辰，形指地上山川草木。象有运行，形有转换，变化由此形成。②指事物象和形的关系。象为形之精华，形为象之体质。古代认为魂是阳气，构成人的思维才智。魄是粗粝重浊的阴气，构成人的感觉形体。《内观经》曰："动以营身之谓魂，静以镇形之谓魄。"《左传·昭公二十五年》："心之精爽是谓魂魄；魂魄去之，何以能久？"又《昭公七年》："人生始化曰魄，即生魄，阳曰魂；用物精多，则魂魄强。"孔颖达疏："魂魄，神灵之名，本从形气而有；形气既殊，魂魄各异。附形之灵为魄，附气之神为魂也。附形之灵者，谓初生之时，耳目心识、手足运动、啼呼为声，此则魄之灵也；附所气之神者，谓精神性识渐有所知，此则附气之神也。"故说六气乃五行之魂，五行即六气之魄。人在天地之间为居于中位的中气。人秉天之六气而生六腑，秉地之五行而生五脏，故说"六气五行，皆备于人身"。

内伤致病者，病因是人身自备的六气五行的偏颇。外感致病者，病因是天地六气五行的偏颇，人气感应这种偏颇而发病。内伤、外感，总的来说就是六气的偏颇。在天的六气分为六步运行：主气初之气为厥阴风木，主大寒至春分，在人则与肝经相应；二之气为少阴君火，主春分至小满，在人则与心经相应；三之气为少阳相火，主小满至大暑，在人则与胆经相应；四之气为太阴湿土，主大暑至秋分，在人则与脾经相应；五之气为阳明燥金，主秋分至小雪，在人则与大肠经相应；终之气为太阳寒水，主小雪至大寒，在人则与膀胱经相应。这是天人同气的原故。

人有十二经，由风、热、暑、湿、燥、火六气统领。初之气，风木主令，统领足厥阴，在五行木与火为母子相生关系，手厥阴火表现为从母化气而为风。二之气，相火主令，统领手少阳，在五行木与火为母子相生关系，足少阳木表现为从子化气而为暑。三之气，君火主令，统领手少阴，在五行水与火为夫妻相克关系，克者为夫，被克者为妻，足少阴水表现为从妻化气而为热。四之气，湿土主令，统领足太阴，在五行土与金为母子相生关系，手太阴金表现为从母化气而为湿。五之气，燥金主令，统领手阳明，在五行土与金为母子相生关系，足阳明土从子化气而为燥。六之气，寒水主令，统领足太阳，在五行水与火为夫妻相克关系，手太阳火表现为从夫化气而为寒。人的十二经通过六气主令的统领，五行产生了从母、从子、从夫、从妻的不同关系。所以五行的生克是双向的，不能机械地单向看待五行生克关系。

六气主令是自然之理。因为癸水上升，而化丁火，手少阴以君火司气，自然是足少阴癸水在从化之例。丙火下降，而化壬水，足太阳以寒水当权，自然是手太阳丙火在奉令之条。木之化火也，木气方盛，而火气初萌，母强子弱，足厥阴以风木司气，自然是手厥阴以相火而化气于风木。火气既旺，而木气已虚，子壮母衰，手少阳以相火司气，自然是足少阳以甲木而化气于相火。土之化金也，土气方盛，而金气初萌，母强子弱，足太阴以湿土司气，自然是手太阴以辛金而化气于湿土。金气方盛，而土气已虚，子壮母衰，手阳明以燥金司气，自然是足阳明以戊土而化气于燥金。五行的相生关系是有丰富内涵的，故说："母气用事，子弱未能司权，则子从母化；子气用事，母虚不能当令，则母从子化。所谓将来者进，成功者退，自然之理也。"

7. 六气偏见

人体的气化在健康状态下是自然调和，无风、无火、无湿、无燥、无热、无寒，故不会有独见一气的特殊表现。所以在健康状态下，是没有六气的外在表现的。凡是一经处于病态，六气不能相互交济，则见一经之气化特别突出，表现为或风，或火，或湿，或燥，或热，或寒。如厥阴病则风盛，少阴病则热盛，少阳病则暑盛，太阴病则湿盛，阳明病则燥盛，太阳病则寒盛。

一经之气的偏盛，一定是由于它经之气偏虚。如厥阴风盛，是由于土、金之虚，风木乘土侮金。少阴热盛、少阳暑盛，是由于金、水之虚。火乘金侮水。太阴湿盛，水木之虚，土乘水侮木。太阳寒盛，火土之虚，水乘火侮土。因为六气的性情，盛实则乘其所胜而侮所不胜，虚衰则己所不胜乘之，己所能胜也来反侮。

追究一经之气的偏盛，也是因为本经有虚的一面，并且归根结底有中气之虚。厥阴能生，则阳气左升而木繁荣，它表现为风盛时，则阳气生发之意不遂。少阴能长，则君火显明上达清亮，它表现为热盛时，则生长之气不旺。阳明能收，则阴气右降而金肃穆，它表现为燥盛时，收藏之令不行。土为四维的中气，木火能生长，是由于太阴己土的阳气上升；金水能收藏，是由于阳明戊土的阴气下降。中气旺，则戊己转运而土气和，中气衰则脾胃湿盛而不运。

正常情况下土生于火，而火灭于水。火生土，土燥则能克水。土湿则水气泛滥，反侮土而灭火。水泛土湿，木气不疏达，则生发之意回旋堵塞，只能乘土，不能生火以培土，这是土气所以困败的机理。土燥未尝不病，但是土燥为病除阳明伤寒承气证外，不多见。土湿是一切内外感伤杂病的原因。然而土湿的对立面土燥却又始终伴随着土湿而存在，表现为湿寒下陷与燥热上逆并存。

8.本气衰旺

人有十二经，司化主导的有六经，从化跟随的有六经。正常情况下，从化跟随者不司化主导气化，气化总是以司化主导的经为主，因此十二经统于六气。疾病状态下，则或者见到司化主导者的本气，或者见到从化跟随者的本气，或者在司化主导的经见到从化跟随的经气，或者在从化跟随的经见到司化主导的经气。决定性的因素是本气的衰旺。

手少阴以君火司化主导，足少阴之水从化跟随而化热，这是一般规律。而足少阴病寒证，是从化跟随者的本气旺，水性原寒，自见寒水之性，故患寒证。手少阴之病寒，是在司化主导的经中见到从化跟随的经气，这是因为君火本来就是从水上升化火的。

足太阳以寒水司化主导，手太阳之火从令而化寒，这是一般规律。而手太阳病热，是从化跟随者自见其本气，因为火性原本是热。足太阳病热，是在司化主导的经中见到从化之气，这是因为寒水本来就是从火下降而化水的。

足厥阴以风木司化，手厥阴之火从令而化风；手少阳以相火司化，足少阳之木从令而化暑者，常也。而手厥阴之病暑，足少阳之病风，是从化者自见其本气，以火性生暑，而木性生风也。

足太阴以湿土司化，手太阴之金从令而化湿；手阳明以燥金司化，足阳明之土从令而化燥者，常也。而手太阴之病燥，足阳明之病湿，是从化者自见其本气，以金性本燥而土性本湿也。

大多数情况下，足太阳虽以寒水司化主导，反而却最容易出现热病。手少阴虽以君火司化主导，反而却最易出现寒病。厥阴原本以风木主导司化，而风盛之病固然很多。少阳虽以相火司化主导，而相火衰败者却并不少。金性本燥，而手太阴不从燥金本气气化，而从太阴湿土化湿者，常有十之七八。土性本湿，而足阳明从燥金司化之气而化燥者，不足十之二三。

归纳而言，太阳热病多，少阴寒病多，厥阴风病多，少阳热病、寒病并见，阳明燥病不多、湿病反多，太阴湿病多、燥病少。这是临床见到的实际情况。

9. 厥阴风木

风是厥阴木气所化的本气。在天之气为风，在地为木，在人为肝。足厥阴以风木主令，手厥阴心包以相火而化气于风木，是因为木能生火，风木正盛，相火刚刚萌生，而火令还没有旺盛。

冬水闭藏，一得到春风鼓动，阳气从地升起，生发之意萌发出来。水气固然依靠木气以上升，然而土气不升，木气是不会发达的。由于厥阴肝木从肾水中生发而长成于脾土。水土温和，则肝木生发繁荣，风木恬静。水寒土湿，不能生长木气，则木气郁而风邪生。

木以生发疏达为性，己土湿则下陷而不能助木气生长，反而抑制阻遏肝木生发疏达，生发之义不遂，因此郁闷愤怒而克脾土，风邪动而生疏泄。凡是腹痛下利、多汗失血的病证，都是因为风木疏泄的原因。肝藏血而面色有华，主筋而营养爪甲，风动则血耗而面色枯槁，爪脆而筋拘急不舒展。凡是眼眦黑、唇色青紫、爪甲脆断、筋短缩的症状，都是风木的枯燥。传化乘侮，变证千变万化。因此，风木是五脏之窃贼，百病之先锋。凡是病的起因，没有不是因为木气郁而不舒。肝木主生发，人的生发之气不足，十之八九是木气抑郁而不生发，因此致病。

木居于水火之中间，在一定程度上是水火的中气。木病则土木郁迫不得舒展回旋，水火不交，外则出现风木之燥象而内则出现湿土之湿象，下则出现寒水之寒象，上则出现暑热相火之热象。手厥阴相火，在木气畅遂的情况下，则厥阴心包从司化之令而化风。在木气抑郁的情况下，则厥阴心包自现其本气为火。因此厥阴之病，影响到下部则寒湿俱盛，影响到上部则风热兼作，这是厥阴气化的特点所致。

10. 少阴君火

热气是少阴君火所司化。在天之气为热，在地之气为火，在人为心。少阴君火司化主令，手少阴心火，足少阴肾水，水火异气，而以君火统之，由于火位于上而由下位的水上升而生。坎居下，坎中之阳，是火之根。坎阳升则上交居于上位的离而化火，火是从水中上升而化的。因为癸水化气于丁火，水才能化生为火。如此则寒从热化，故少阴之气，水火同时统治，而独以君火命名。

君火虽然从手少阴经下降，而实际上是从足少阴经上升的。阳盛的时候，手少阴经司化主令于上，而癸水由于手少阴君火的下降而成温泉；阴盛的时候，足少阴司气于下，而丁火遂成为寒灰。虽然丁火司气化，而制胜的权力，最终是在癸水。丁火所能依靠的是火生土以克水，镇守住水。但是土虽然克水，而百病的发作，都是由于土湿，湿则不能克水而反被水侮。土能克水的只有伤寒阳明承气汤一证，其余都是寒水侮土，十成中超过九成都是这样。土的崩溃则必然出现火的衰败，因此少阴病，必然是寒水泛滥而火、土两败，这是趋势。

至于上热证，是相火上逆，不是君火所致。离火之中有阴液，是癸水的根。相火上逆，灾害累及离宫，心液受相火所灼则消亡，因此发作热病。凡是少阴病热，都是受累于相火，不是心家的过失。而刚刚上热时，必有下寒，这是因为水火分离而不交济。见心家之热，应当顾及肾家的寒。因为水火本相交，彼此相交则为一气，维持生命的存续。水火不交则生命分崩离析，阴阳离决，生命如冰炭不容一样不能延续。追究火不胜水的原因，则是上位的相火之热不敌下位的肾水之寒，这是不问可知的。

血根于心而藏于肝，气根于肾而藏于肺。心火上热，则清心家之血；肾水下寒，则暖肾家之气。故补肝之血则宜温，补心之血则宜清，补肺之气则宜凉，补肾之气则宜暖，此定法也。

11. 少阳相火

暑气是少阳相火司气所化。在天之气为暑，在地为火，在人为三焦。少阳以相火司气主令，足少阳胆以甲木从化而化气于相火。由于火生于木，相火既旺，母气传给子气，这时木令已经衰退了。

三焦之火随太阳膀胱经下行经过肾俞以温水脏，从腘窝中出，贯穿腓肠，入到外踝。少阴君火从足少阴上升而从手少阴下降，少阳相火从手厥阴上升而从足膀胱经下降。少阳之火下降到膀胱经经过肾俞以温水脏，水得此火而后水道通调，故三焦独主水道。《素问·灵兰秘典》："三焦者，决渎之官，水道出焉。膀胱者，州都之官，津液藏焉，气化则能出矣。"因为水性闭蛰而火性疏泄，闭蛰则善藏，疏泄则善出。《灵枢·本输》："三焦者，入络膀胱，约下焦，实则闭癃，虚则遗溺。相火下蛰，水脏温暖而水府清利……"水液出而不致于遗溺，水液藏而不致于闭癃，这样水道就通调了。水之所以善藏，能溺出又能储藏，是由于三焦之火秘于肾藏的缘故。如果三焦之火一泄，由肾藏陷入膀胱，实则下热而闭癃，虚则下寒而遗溺。

手之阳清升，足之阳浊降。手少阳病则不升，足少阳病则不降。凡是上热证，都是甲木不降，甲木从化之相火上逆所致，与三焦无关。相火本来是下行的，甲木本来也应该下行。如果不下行而逆升者，是由于戊土不降。戊土与辛金，同主降敛，戊土降而辛金敛之，相火凭借降敛的作用而下潜水藏。戊土不降，辛金逆行，收气失于主政，相火失于降敛故反而上炎。足少阳虽然从三焦司化之气而化火，但是本来是属于甲木，病态下兼夹表现出本气风木之气。相火逆行而克庚金，甲木上侵，则犯戊土。手足阳明的本气是燥，加上风木相火的刑伐，则燥热郁积发病，因此少阳病多传至阳明。然而少阳病之气，阴气刚刚生长，阳气刚刚消退，故火虽盛，而也容易衰。生命以阳气为本，阴消阳长则壮，阴长阳消则病。病于相火之衰退者，十之八九，内伤惊悸的病证都是相火衰退所致。病于相火旺盛者，十之一二，往往见于伤寒少阳病。

12. 太阴湿土

湿气是太阴土气司气所化生。在天之气为湿，在地为土，在人为脾。太阴以湿土司气主令，辛金从土而化湿；阳明从燥金主令，戊土从金而化燥。己土之湿为本气，土和金为母子关系，戊土之燥为子气，故胃家之燥不敌脾家之湿，疾病状态下，土燥者少，而土湿者多。

太阴主升，己土升则癸水与乙木皆升。土之所以升的原因是由于脾阳的萌发生长之性。阳虚则土湿而不升，己土不升，则水木就会下陷。火金在上，水木在下，火金降于戊土，水木升于己土。己土不升，戊土就会不降，则火金上逆。己土不升，则水木就会下陷，其根源都是由于湿盛。

《子华子》说："阴阳交蒸，则生湿。"湿是水火的中气，居于水火的中位。上湿则化火而为热，下湿则化水而为寒。然而上也有湿寒，下也有湿热。湿旺气郁，津液不行。火盛的情况下，火熏蒸津液而生热痰。火衰的情况下，津液泛滥而生寒饮，这是湿寒在上的表现。湿旺水郁，膀胱不利。火衰的情况下，男子尿道口出白物如精及女子从阴道中流出黄、白色黏液。火盛的情况下尿道梗涩而出现红色的浊物，这是湿热在下的情况。

小便黄的情况，是土所主的黄色下传膀胱。小便红色的情况，是木气下陷膀胱。因为相火藏于水中，是水中的一线阳根，温升癸水而化为乙木，木中的温气是生火的母气，升则上达而化火，陷则下郁而生热。木气不上达，就会侵逼土位，木郁所生的热邪传于己土，己土受之，于是浸淫膀胱。五行之性，病则传其所胜，其势使然。

阴气易盛而阳气易衰，因此湿气总是增长而燥气总是消减。阴盛则病，阳绝则死，道理最浅，并不难知道。

13. 阳明燥金

燥气是阳明金气司气所化。在天之气为燥，在地为金，在人为大肠。阳明以燥金司气主令，胃土从令而化燥；太阴以湿土司气主令，肺金从令而化湿。土和金是母子关系，胃土之燥，是子气之燥而非本气，子气不敌本气之旺，因此阴盛的人，胃土总是湿。肺金之湿，是母气之湿而非本气，母气不敌本气之旺，故阳盛的人，肺金总是燥。

太阴性湿，阳明性燥，调停燥和湿的矛盾，在于第三者中气的作用。中气在水火的中位，水火既济则中气旺，燥湿互济，脾不过湿，胃不过燥，辛金化气于湿土而肺不伤于燥。戊土化气于燥金而胃不伤于湿。中气衰，则阴阳不交而偏于燥或偏于湿。湿胜燥，则饮食减少、小便艰涩、大便滑脱；燥胜湿，则善饥饿、消渴，小便利而大便坚硬。

阴易进而阳易退，湿盛者常多，燥盛者常少。临床实际中，辛金化湿者，占十之八九，戊土化燥者，一百个中不占二三个。阳明虽然燥，在疾病状态下则会出现太阴胜而阳明负，而转化为湿。土燥而水亏者，除了在伤寒阳明承气汤证中可以见到，在此之外绝无仅有。因此仲景垂法示范，以少阴负于趺阳者为顺。少阴是肾脉，趺阳是胃脉。少阴肾水负于趺阳胃土为顺。因为火胜则土燥，水胜则土湿，土燥则克水，土湿则反为水侮。水负于土则生，土负于水则死，因此少阴宜负，而趺阳宜胜。如果土能胜水，则中气不败，没有中气不败而人死的情况。

燥为寒热的中气，上燥则化火而生热，下燥则化水而生寒。反胃噎膈的病人，大便像羊屎粒，是因为胃土湿而肠金燥的原故。湿为阴邪，阴性亲下，故湿的根本起源于脾土而标象表现在膝踝部位；燥是阳邪，阳性亲上，故燥的根本起源于大肠而标象表现在肘腕部位。所谓阴邪居下，阳邪居上，是有一定的位置的。

然而居于上位的燥邪，也是因为居于下位的湿邪而发起。中风的病人，血枯燥、筋紧缩，其膝踝部痿废、水肿是湿邪所致，而肘腕部痿废未尝不是燥邪所致。如果己土不湿，则木繁荣而血畅顺，骨弱筋柔如婴孩，是不会中风的。医家认识了燥湿的消长，则可以逐渐明白张仲景的学问了。

14. 太阳寒水

寒是太阳水气司气所化。在天之气为寒，在地为水，在人为膀胱。太阳以寒水主令，足太阳膀胱是水，手太阳小肠是火，水火异气，而由寒水统领，这是因为水位于下而生火于上。离位中的阴是水的根本。离阴下降交于坎位而化水。火降而能化水，是因为小肠丙火能够化气于膀胱壬水。火化而成水，则热从寒化，故太阳之气，水火一并统领，而独以寒水命名。

水性本寒，由于少阳三焦之火随太阳膀胱经下行经过肾俞，肾水得到三焦之火的温暖，应当变得不寒。能够不寒的水是癸水而不是壬水。因为水以蛰藏为本性，火秘藏于水内，水敛于火外，这是正常人的状况。木、火主里，自内而生发长成，所以人体的里气常温暖；金水主表，自外而收敛秘藏，所以人体的表气常清凉。血生于木、火，故血温暖而从内生发；气化于金、水，故气清凉而外敛。人的经脉，厥阴在里，春气从内生发；依次是少阴，夏气从内长成；依次是阳明，秋气从外收敛；最后是太阳，太阳在表，冬气从外收藏。阳藏而外清凉而内温暖，阳泄则内寒而外热。在外的寒水变化而成热水，在内的温泉变化而成寒冰，外越热而内越寒，生气断绝了根本，所以成为死证。癸水温暖而壬水寒冷则健康，癸水寒而壬水热则生病。癸水病则必然会出现寒证，壬水病则多出现热证。因为丁火化于癸水，所以少阴心最容易出现寒证；因为壬水化于丙火，所以太阳膀胱腑最容易出现热证。所以治疗寒性疾病独责癸水而不责壬水；治疗热性疾病独责壬水而不责癸水。

第五节　平调阴阳，治病之宗

一、阴阳之要，古今脉承

阴阳理论是中国古代哲学的最基本理论，渊源于《周易》。《周易·系辞上》曰："一阴一阳之谓道，继之者善也，成之者性也。"它把世界上的万事万物，皆概括为阴、阳两个范畴。把阴阳的对立统一看成是自然界和社会万物生成发展的基础，阴阳交感而化成万物，天地万物运变的动力和根源在于阴阳的矛盾。中医学汲取了《周易》阴阳对立统一学说，以探讨人体生理活动和病理变化。《黄帝内经》借用阴阳哲学思想用以认识人体生命，认为人体是阴阳两个方面的对立统一体，人的五脏六腑、气血经脉、生理病理等，都可以用阴阳两个方面来加以认识和说明。同时，认识到人体是一个复杂系统，人体阴阳之间，必须保持相对的动态平衡。中医学把调理阴阳，保持人体内部各器官之间的平衡，作为养生治病的总原则。

《素问·宝命全形论》说："人生有形，不离阴阳。"人体是一个有机整体，内部充满阴阳对立依存的关系，其一切组织结构都呈相互依存的统一体。《素问·金匮真言论》说："夫言人之阴阳，则外为阳，内为阴。言人身之阴阳，则背为阳，腹为阴。言人身之脏腑中阴阳，则脏者为阴，腑则为阳。肝、心、脾、肺、肾五脏皆为阴，胆、胃、大肠、小肠、膀胱、三焦六腑皆为阳。"而在五脏中又可分阴阳。经络内属脏腑，外络肢节，呈对称性分布于周身，如环无端，运行气血，营养周身各个组织器官，使人体内外阴阳达到和谐与平衡，使内脏的阴阳能随着自然界四季更替、阴阳消长而相应变化。

同时，《素问·生气通天论》又指出："生之本，本于阴阳。"阴阳是构成人体生命的基本物质，也是人体生命的能量。阴即"阴精"，是人体的物质基础；阳即"阳气"，是致人体物质运动及其发挥生理功能的动力、能量。阴阳是物质和能量的有机统一。"阴在内，阳之守也；阳在外，阴之使也"，阴阳对立互根，消长转化，维持着"阴平阳秘"的动态平衡，就能达到"精神乃治""筋脉和同，骨髓坚固""气血正平，长有天命"的境地。反之，"两者不和，若春无秋，若冬无夏"，即阴阳不和，偏胜偏亏，均能使平衡破坏而引起疾病。

《灵枢·病传》曰："明于阴阳，如惑之解，如醉之醒。"阴阳学说贯穿于整个中医学的思想体系，反映了中医生理、病理的整体观念，可运用在疾病的诊断、辨证及治疗用药上。《景岳全书·阴阳篇》云："凡诊病施治必先审阴阳，乃为医道之纲，阴阳无谬，治焉有差。医道虽繁，而可以一言蔽之者，曰阴阳而已。"故阴阳之要，古今脉承。

二、平调阴阳，治病之宗

"治病必求于本。"即本于阴阳也。在长期的临床实践中，禤国维教授提出"阴阳之要，古今脉承；平调阴阳，治病之宗"的治病准则。平调阴阳的根本目的在于恢复阴平阳秘，消除致病原因，以平为期。

（一）理论明辨阴阳

阴阳学说作为一种思维方法和理论工具与医学相结合，有效地指导着医疗实践。在阴阳学说中"阴阳自和"是其中一个重要内容。"阴平阳秘"是"阴阳自和"的必然结果和最佳状态；"阴阳失调"是"阴阳自和"的水平下降；"阴阳离绝"是阴阳自和的瓦解和破坏。

阴阳自和是中医阴阳学说的一个重要内容，"自和"是阴阳固有的根本属性和规律，它是正常人健康生命活动的内在本质。首先，它表示阴阳之间的基本关系是"和"，即所谓"阴阳和平""阴平阳秘"；相反，"阴阳不和""阴阳离绝"是生命活动进入疾病或死亡过程的内在本质。其次，"和"是在一定条件下，通过阴阳之间的交互作用，自我发生、自我形成、自我保持的趋势和状态，是阴阳的根本性质所在。"阴平阳秘"是阴阳自和的必然结果和最佳状态。

　　人体处在正常的阴阳平衡状态即"阴平阳秘"时，正气旺盛，精力充沛。虽有气候、环境、情绪的影响，机体的修复能力即阴阳自和的能力正常，能及时地调节人体的阴阳状态，使之始终保持阴平阳秘，并能护卫"阴阳自和"的能力。倘若有外邪入侵，机体会利用阴阳这种"自和"能力驱邪外出，适时调节而不发病。致病因素影响并超过人的修复能力，或者机体阴阳自和能力失调，就会导致阴阳失衡而致病。

　　人们在长期的医疗实践中认识到疾病的发生、发展、变化的根本原因是阴阳的偏盛偏衰，即"阴阳失调"，也就是机体内环境恒定的状况被破坏。所以说，任何病证不管它的临床多么错综复杂，也只能归属于阴盛阳衰与阳盛阴衰两大病理变化，因此便形成了"阴证"与"阳证"两纲，正如《素问·阴阳应象大论》指出："善诊者，察色按脉，先别阴阳。"强调了阴阳属性诊断的重要性。从控制论的角度看，把人体常态（阴平阳秘）作为生理目标值，将其症状变量系统的各变量，以目标值为中心从相反的方向加以区分，即可得出"阴证"与"阳证"两大证候群。

　　阴虚，指机体精、血、津液等物质亏耗，以及阴不制阳，导致阳相对亢盛、机能虚性亢奋的病理状态。病理特点多为阴液不足和滋养、宁静功能减退及阳气相对偏盛的虚热证。由于阴液不足，不能制约阳气，从而形成阴虚内热、阴虚火旺和阴虚阳亢等多种表现。临床宏观整体表现为五心烦热、骨蒸潮热、面红上火、消瘦、盗汗、咽干口燥、舌红少苔、脉细等征象。患者宏观整体表现出生命物质运动节奏偏快。

阳虚，指机体阳气虚损，机能减退或衰弱，热量不足等病理状态。阳气的温煦功能减弱，生命的活力降低，经络、脏腑等组织器官的某种功能活动也因之减退，气血和津液的运动也较为迟缓。临床宏观指标表现出面色苍白、畏寒肢冷、喜静倦卧、小便清长、舌淡、脉迟等虚寒征象。患者宏观整体表现出生命物质运动节奏偏慢。

由生命物质运动稳定平衡态可推知：阴虚，一方面生命物质活力降低，宁静功能减退；另一方面，由于生命物质活力降低，宁静功能减退，营养供应匮乏导致矛盾转化，致使某些脏器功能亢奋，生命物质反而运动加快，表现出阴虚火旺的快节奏。微观理化指标化检，带规律性的应是一些理化指标可能偏低，而另一些理化指标可能偏高。由于阴虚常引起火旺，因而指标偏高应呈主流状态。

根据平衡思维，人体内存在着许多对立关系，而这些对立关系之间都存在着相互依存、相互制约，并在一定条件下相互转化的关系。各层次的对立调节均处于相对的动态平衡之中，以维持机体健康状况，也是人体生理的一种稳态。一旦异常，人体就会产生病理征象，若这种失衡得不到纠正，以致继发多个对立失衡，甚至导致整个机体失衡，正如《素问·阴阳应象大论》所说："阴胜则阳病，阳胜则阴病。"阳以阴为基，无阴则阳无以生；阴以阳为统，无阳则阴无以化。因此，"阴平阳秘，精神乃治""阴阳离决，精神乃绝"。

根据阴阳学说的理论指导中医辨证分型论治，既能掌握疾病的内在规律、严重程度和预后，又能选择适当的治疗时机和方法。

（二）立法调和阴阳

既然阴阳的盛衰是疾病产生的根本原因，因此，调整阴阳盛衰，损其有余，补其不足，以期达到"阴平阳秘"，便成为促进机体内环境动态平衡的基本原则。这正是《素问·至真要大论》所说的"谨察阴阳所在而调之，以平为期"，根据八纲辨证进行分析，是属阴证（寒、虚、里）还属阳证（热、实、表），便可借药性之偏来调整阴阳之偏，以期达到治疗目的。

金元四大家刘完素以火热立论，倡"六气皆从火化，五志过极皆能生火"，用药以寒凉为主；张从正认为"病以邪生，邪去则正安"，主攻邪祛病，以汗、吐、下为主；李东垣提出"内伤脾胃，百病由生"的论点，治疗以补益脾胃为主；朱丹溪倡"相火论"，谓"阳常有余，阴常不足"，治病以滋阴降火为主。四大家实际上是从不同角度研究疾病发展的不同阶段、不同人群发病所表现证候的特点，进行归纳总结，形成了自己的学说论点，四大家学说貌虽各异，但其治疗的宗旨是相同的——调节阴阳平衡。

（三）方药平衡阴阳

用中药和方剂治疗疾病就是依靠机体阴阳自和的能力调理阴阳、正邪等矛盾关系，把"失和"调为"和"，把"偏"调为"平"，从而达到治疗疾病的目的。这是中医治疗学的特色之一。中医治疗时非常注重双向调节，平调阴阳也就自然成为治疗疾病的总原则。这一治疗总则要求方剂的配伍是发而不过散，收而不过敛，升而不过亢，降而不过沉，清而不过寒，温而不过燥，补而不过腻，攻而不过破，补阳当于阴中求阳，补阴当于阳中求阴。如桂枝汤有发汗作用，而实际上不是发汗之剂，是和剂，和什么？补中益气，调和营卫是也。白虎汤、承气汤，为治阳明热盛津伤之剂，泄热即能存阴，也是和剂。小柴胡汤全方寒温并用，攻补兼施，有疏利三焦、宣通内外、和畅气机的作用。所以，恰当的调和阴阳、寒热、虚实就能达到"和"的治疗作用。

西药与中药、方剂的差别较大。由于西药是一类特定的化学物质，因此，西医的药理学和治疗学表现出精准的对应；中药是在中医理论的指导下选择自然药物，通过炮制加工、组方配伍为辨证论治服务，而没有走上化学药物治疗的道路。因此，中药饮片、方剂作为中医临床重要的治疗手段，其重要任务是为阴阳自和服务，依靠推动机体的阴阳自和机制产生治疗效应，是中药药效学的重要方面，具有明显的特点。

"平调阴阳，治病之宗。"禤老认为临床上在各种疾病辨证分型上，将正虚邪实结合，以正虚为纲，标实为目。正虚主要与肺、脾、肾不足有关，而肾虚乃诸脏之根本，所以补肾法是扶正的关键。补肾的原则，是补其精气之不足。肾阴虚者宜甘润壮水之剂，以补阴配阳，使虚火降而阳归于阴，即所谓"壮水之主，以制阳光"；肾阳虚者宜甘温助阳之品，以补阳配阴，使沉阴散而阴归于阳，即所谓"益火之源，以消阴翳"。阴阳两虚者宜阴阳并补。

三、阴中求阳，阳中求阴

禤国维教授在长期的临床实践中发现许多皮肤病，尤其是一些难治性、顽固性皮肤病，与肾阴、肾阳的亏虚关系密切，恰当运用补肾法，往往使沉疴得愈。补肾法重点在平调肾中阴阳，而平调之要，又在于"阴中求阳，阳中求阴"。

（一）"阴中求阳，阳中求阴"的内涵

张景岳深研阴阳理论，认为"阴阳之理，原自互根，彼此相须，缺一不可。无阳则阴无以生，无阴则阳无以化"。基于阴阳一体、阴阳互根的原理，对于阴阳虚损病证的治疗，张氏提出了"善补阳者，必于阴中求阳，则阳得阴助而生化无穷；善补阴者，必于阳中求阴，

阴得阳升而泉源不竭"的"阴阳互济"的法则。探源溯流，"阴阳互济"法则实源于《黄帝内经》"阳病治阴，阴病治阳"，"从阴引阳，从阳引阴"的理论，《素问·至真要大论》曰："诸寒之而热者取之阴，热之而寒者取之阳，所谓求其属也。"王冰释之："益火之源，以消阴翳；壮水之主，以制阳光，故曰求其属也。"张景岳对此进行了更深一步的阐发："诸寒之而热者，谓以苦寒治热而热反增，非火之有余，乃真阴之不足也。阴不足则阳有余而为热，故当取之阴。谓不宜治火，只补阴以配阳，故阴气复而热自退；热之而寒者，谓之辛热治寒而寒反甚，非寒之有余，乃真阳之不足也。阳不足则阴有余而为寒，故当取之于阳。但补水中之火，则阳气复而寒自消也。然求其所谓益与壮者，温养阳气，填补真阴也。"由此可见，阴阳互济法则，就是对阴阳互根原理的具体运用。所以张景岳"阴中求阳，阳中求阴"的理论直接根源于《黄帝内经》思想。

人的生命有赖于精气的存在，而精气表现为阴阳，阴阳是互根的。正常健康之人，阴阳处于平衡状态。当邪气侵犯人体，即使只是损伤人体的阳气，但由于阴阳互根，阳气亏损不能化生阴液，必进而损伤人体之阴精；即使只是损伤人体的阴精，但随着阴精的亏虚，不能化生阳气，也必进一步损及阳气，而致阳气不足，最终结局均是导致阴阳两虚。如《景岳全书·杂证谟·虚损》云："人赖以生者，惟此精气，而病为虚损者，亦惟此精气。气虚者即阳虚也，精虚者即阴虚也。""或先伤其气，气伤必及于精；或先伤其精，精伤必及于气。及至日久，则必致阴阳两败，精气俱伤。"因此在治疗时，就必须根据阴阳损伤之主次，因阴虚而损及阳者，则补阴而化阳；因阳虚而损及阴者，则补阳而生阴。从而提出了阳虚补之以阴，阴虚补之以阳的"阴中求阳，阳中求阴"的治疗法则。如其《类经·疾病类》云："其有气因精而虚者，自当补精以化气；精因气而虚者，自当补气以生精。又如阳失阴而离者，非补阴何以收散亡之气？火失水而败者，非补火何以苏随寂之阴；此又阴阳相济之妙用也。故善补阳者，必于阴中求阳，则阳得阴助而生化无穷；善补阴者，必于阳中求阴，则阴得阳升而泉源不竭。"可见其理论实质是针对阴阳偏衰所致的阴损及阳、阳损及阴的阴阳两虚证而设的，是阴阳并治的方法。

（二）"阴中求阳，阳中求阴"与补肾法

张景岳以这种"阴中求阳，阳中求阴"阴阳互济理论，创制了一系列补肾名方，如左归丸、左归饮、右归丸、右归饮，其配伍组成均寓"阳中求阴，阴中求阳"之意。左归丸、左归饮是张景岳补肾阴的代表方。凡精血亏损，阴液不足均可用之。命门之中水火互兼，火不亢，水不寒，才有温润之性，因此补益真阴不可用苦寒，以免损命火，伤阳气，故曰："虚火者，真阴之亏，真阴不足，又岂苦劣难堪之物所能补？矧沉寒之性，绝无生意，非惟不能补阴，抑且善败阴火。"因而，景岳治疗肾阴虚的基本原则，主育真阴，轻用泻火。左归丸以熟地黄、山药大补肾中真阴，加入性降而滑的牛膝，咸寒入阴，滋阴清火的龟甲更配以鹿角胶、菟丝子、山茱萸、枸杞子等甘温助阳之品，不独补阴而不损阳而且助肾阳，固气而增生化之力。左归饮亦是以熟地黄、山药、山茱萸、枸杞子等甘温滋补，大补真阴，滋阴以恋阳。从其左归类组方配伍之中，体现了张景岳补肾阴法是在育阴基础上，涵养阳气，取阳气升发之性。使阴精得阳升而泉源不竭，进而达到"阳中求阴"。张景岳对肾阴虚者，不是单纯补阴，而是育阴以涵阳，阳中求阴。同样之理，对于肾阳虚者，不可单纯地温阳补阳，以防温燥之药劫伤真阴，而应在培阴的基础上补阳，景岳依"阴为阳之基"之理，创补肾阳之名方右归丸、右归饮。右归饮以益肾填精、涵养真阴的熟地黄为君，配以山药、山茱萸、枸杞子等甘温滋补，培补肾中真阴。在此基础上。又以附子、肉桂温阳化气，构成了培阴生阳的主体。一是使附子、肉桂补其阳而不损阴，二是阳气得阴精之助而

生化无穷，以达"阴中求阳""精中生气"之功。从景岳的左归、右归立法组方的意义中，可以悟出阴阳存在着互用的密切关系，因而对肾阴、肾阳虚者，补阳不忘培阴，于阴中求阳；滋阴不忘扶阳，于阳中求阴。可谓深得"阴阳互济"之妙。

（三）"阴中求阳，阳中求阴"的临床运用

根据张景岳提出"阴中求阳，阳中求阴"理论，在临床治疗中，阴虚者接受补阴药并发挥作用要靠阳气的生化，故治疗用药上以补阴为基础辅以补阳之品，及时帮助阴精的生化，同时阴精的生化既补充了机体能量，又帮助了阳气的恢复，从而实现阴阳动态平衡的重建。同样阳虚者在一般情况下如不是阳脱之象，均应在补阳药中加以补阴药，其目的在于补阳而不伤阴，从阴中补阳，使阳气得补阴之品而生化无穷。由此可见，"阴中求阳，阳中求阴"的目的在于通过补阳药的气化和补阴药的涵育功能，对机体阴阳调节起协同作用，以维持阴阳动态平衡。深刻理解张景岳关于"阴中求阳，阳中求阴"的理论观点，有助于指导临床医疗实践。

褚老将"阴中求阳，阳中求阴"理论用于皮肤科疑难疾病的治疗常收满意的效果。肾虚是许多疑难皮肤病久治不愈的重要因素，补肾法是中医皮肤病的治疗大法之一，在疑难皮肤病的治疗中，补肾法运用尤为重要。运用张景岳"阴中求阳，阳中求阴"理论平调肾阴肾阳，收效甚佳。但褚老的"阴中求阳，阳中求阴"之法又有别于张景岳，其要在于褚老很少使用过于温燥的附、桂、椒、姜温阳药，用药力求甘淡平和、轻灵活泼。褚老认为上述药虽然短期内有很好的温阳、壮阳之功，但长期往往有劫阴之弊，不利于"阳生阴长"的动态平衡。所谓"王道无近功"，正是临证用药经验之谈。详见本书临床篇。

第三章　辨证论治体系的思维过程

　　辨证论治是张仲景从气－阴阳－五行理论体系中发展出来的临证诊治体系。《伤寒论》的辨证论治体系吸收了《黄帝内经》天人合一的逻辑起点，阴阳辨证逻辑和三阴三阳的划分方法。天人合一的逻辑起点对于理解《伤寒论》的六经病至关重要。仲景大致借助一日六个时段的划分方法，以天人合一的观念，确立人体的三阳病和三阴病。太阳病象征体表的疾病。人体一身之表都能被太阳光照射，故太阳病位居人体的表位，其气则流转全身。少阳病象征黎明后太阳初升时期容易发生的人体"气"盛的疾病，位居人体半表半里位。阳明病象征太阳正午时期容易发生的人体"气"最盛的疾病，位居人体里部。太阴病象征日落天黑之后位居人体最里部的"气"衰退的疾病。少阴病象征深夜位居人体里部之中位的"气"最衰退的疾病。厥阴病象征黎明前位居人体里部之近表位的"气"衰而转盛的疾病。不难看出《伤寒病》应用了三阴三阳的方法划分六经。六经病的转变则运用了阴阳辩证逻辑。

　　《伤寒论》辨证论治体系的突出的成就表现在六经辨证所构建的病证推理体系。脏腑辨证与六经辨证比较，相同之处是都以八纲为基础，不同之处是脏腑辨证无处不在地运用《黄帝内经》的取象比类方法，而六经辨证突出了病变的实在部位。六经辨证从天人合一的逻辑起点出发，将阴阳与人体的六个部分进行对接之后，又回到阴阳辨证，由阴阳两纲衍生出表里、寒热、虚实六变，很大程度避开了阴阳取象变化无穷的弊端。

《伤寒论》的辨证论治体系是辨病和辨证结合的体系。辨病方面：六经病划分的标准始终如一，逻辑清晰。它借助太阳光的照射部位和阴阳转化的规律，贯彻在六经病划分的始终，保持了逻辑推理的一致性。辨证方面：六经证的病理性质则通过表里、寒热、虚实辨证来确定，病理性质的总纲是阴阳。

第一节　天人合一的逻辑起点

《伤寒论》吸收了天人合一的哲学观点，作为构建辨证论治体系的逻辑起点。这是历史时代背景所决定的。《伤寒论》在天人合一的逻辑起点上构建的辨病脉证治体系，创造出了卓越的临床疗效，至今仍指导中医学临床实践，证明了天人合一哲学观和阴阳思维结构的正确的指导价值。

古人天人相应的方法所构建的理论体系非常庞大，却不可避免地掺杂了很多主观意象，常常难以准确把握。张仲景在构思和写作《伤寒论》时，发现了这个重大的缺陷。因此，他选择可见太阳的三个时位和不可见太阳的三个时位，包括黎明后、正午前后、傍晚、前半夜、子夜、黎明前来定义六经病，较容易准确把握。又从阴阳总纲发展出表里、寒热、虚实六变，取两种对立性质的现象来分类病理性质。这在微观结构不清楚的情况下，能够准确把握两类宏观病变性质。表里、寒热、虚实的组合，以及六变与六病的组合，发展出《伤寒论》的病、脉、证、治体系。

从天人合一的逻辑起点出发，我们就比较容易理解仲景何以只划分六经病，而不划分其他数目的病种。中医学的方方面面都贯彻了天人合一的哲学观点，而衍生出生理、病理、药理理论。如果换成其他的逻辑起点，比如以天人分离为逻辑起点，将人类与自然界割裂，张仲景则将面临没有前人的思维成果和成功经验可以借鉴的孤单局面。

张仲景继承了天人合一的哲学观点和天人相应的思维方法，将三阴三阳对应于人体特定的解剖部位表现出来的征象，并符合临床实际，使阴阳哲理成功地转化为实用医学理论。他还天才地应用了严密的演绎逻辑，设定一系列具有公理和定理性质的前提，通过八纲推理，创造了《伤寒论》这一部伟大的中医经典。学习《伤寒论》需要运用逻辑思维，以理解其演绎推理的过程。

另一方面，取象比类是构建《伤寒论》理论前提的基本方法。中医阴阳理论来自于《黄帝内经》的取象比类。《神农本草经》所发现的中药功效也是古人思维与实践的结合，他们将药物的取象比类和亲自品尝药物的体验结合起来，然后用阴、阳、表、里、寒、热、虚、实等概念将药性描绘出来。这种表达方式是中华文化天人合一观念的大背景所决定的。在没有现代科学之前，人类必然是借助想象力和自身体验来认识客观规律。现代人有条件借助科学实验来认识事物，因此大大提高了思维的准确程度。人们借助现代科技手段研究生命规律，突破了取象比类思维方法的思辨性质，使医学走向了现代科学发展的道路。但是，科学的突破最终还是要借助直觉思维。人类的思维通过对大量信息的整合，最终形成直觉，才会出现天才的创造。现代中医有条件将科学和直觉整合起来，更清楚地诠释中医学的理论和中药的药性。

第二节 《伤寒论》的逻辑推理

张仲景写作《伤寒论》，基本的架构是六经和八纲。六经病是从阴阳概念中派生而来的概念。六经病纲领之下的各种证，是依据临床观察的经验事实，运用取象比类的方法赋予其阴、阳、表、里、寒、热、虚、实的八纲病理性质。

在天人合一的逻辑起点上，阴阳学说自然是《伤寒论》的最高原则。张仲景取阴阳二纲作为总纲，演变出表里、寒热、虚实。同时为了采用了三阴三阳的理念，即太阳为开，阳明为阖，少阳为枢；太阴为开，厥阴为阖，少阴为枢。少阳、少阴为半阴半阳的枢纽状态，囊括了阴阳的连续延伸状态。至此，《伤寒论》形成了其理论框架中具有特定含内涵的三阴三阳。从阴阳理论中演变出的一系列公理和定理，使《伤寒论》具备了采用公理化方法进行逻辑演绎的基础。本书引用《伤寒论新解》（赵洪钧、马堪温著）的研究成果来展现《伤寒论》的公理化体系。原文条文编号依据宋版《伤寒论》。

古老的自然科学学科以自然哲学理论作为理论基础。《伤寒论》体系必然以中国古代自然哲学的公理为出发点，即自然哲学公理。

一、《伤寒论》的自然和生理公理、定理

公理1（自然公理）

阴阳者，天地之道也。

即：自然万物，非阴即阳。于是一下子穷尽了自然的阴阳性质判断。一切时间、空间、实体和现象，非阴即阳。阴阳之道就是宏观整

体把握的思维。

一旦把阴阳之道作为公理，就带有明显的辩证逻辑性质。阴可以变阳，阳又可以变阴，阴中有阳，阳中有阴。同一事物或现象，因时间、空间（角度、层次）不同，其阴阳属性便发生变化，甚至同时有两种相反的判断，形式逻辑不允许这种矛盾判断。阴阳不能截然分开，便难以被形式逻辑接受。张仲景看到了这当中的难处，所以他采取了三阴三阳说，使变化莫测的阴阳之道相对固定，转化为六经。寒邪伤人后，一般首先侵犯太阳表位而出现表证，此后寒邪入里传变于少阳、阳明、太阴、少阴、厥阴，也可以不经过太阳表证而直中其他五经。在六经病的发展过程中会出现阴、阳、表、里、寒、热、虚、实等病理性质变化。因为六经病的病因、病位、病理性质的概念清晰，从而可以用形式逻辑进行判断推理。这是《伤寒论》的基本架构，是理解全书的关键。

公理 2（自然公理）

阴阳之变，以平为常。

即：阴阳平衡则健康，阴阳失衡则生病。

公理 3（自然公理）

阳中有阴，阴中有阳。阴中有阴，阳中有阳。重阳必阴，重阴必阳。

即：阴阳是一种辩证的、和谐的关系。

公理 4（自然公理）

气合而有形，因变以正名。

即：气本身无形。气是一切有形之物聚合之所从来。气聚合成有形物质之后就有了"正名"，如谷气、水气、五行气等。气是一切事物的共性。

公理 5（生理公理）

饮食水谷入胃，化为谷气、津液，谷之糟粕为屎。

公理 6（生理公理）

谷气入血，循行脉中，营养全身。

公理 7（生理公理）

水化为津液，布于血肉，外泄为汗，内泄为小便、为下利。

公理 8（六经公设）

阴阳数之可十，推之可百，至不可胜数。然而阴阳的关键一条是三阴三阳的划分。三阳包括太阳、阳明、少阳；三阴包括太阴、少阴、厥阴。三阴三阳总称六经。

即：自然万物，特别是生命现象，其构造均可分为三阴三阳六部分，其过程均可分为六阶段。

归纳《伤寒论》原文论述的六经病所涉及的部位，可以确定六经的具体定位。通过天人合一的逻辑起点有助于理解《伤寒论》的六经定位。以人面向东方站立，借助太阳初升到西落时照射人体表面的时空移动，根据推测可以大概分出六经的定位。黎明太阳初升时（卯正至巳初），照到人体的前胸胁部，在体内则对应膈肌的外上部（在人体内膈肌的升降是阴阳转变的枢纽，故膈上属少阳，膈下属厥阴），该部位病变定义为少阳。正午太阳当顶时（巳正至未初），照到面部、口部，是人体胃部机能最旺盛的时间（外显的状态为阳），对应于面、口部和胃，该部位病变定义为阳明。午后太阳西沉（未正至酉初），照到人体的头、项、背、四肢大部分皮肤和后胸部，该部位的病变定义为太阳病。天黑后（酉正至亥初），人体整体由阳转阴，少阴主一身血脉流动，能够代表这种整体性由阳向阴，由气向血的转化。子夜为最阴的时刻（亥正至丑初），为消化机能休息，积蓄阳气（内藏的状态为阴）的最佳时刻，对应于腹部，该部位的病变定义为太阴病。黎明前（丑正至卯初），阴初衰，人体阴阳交接转化之处，对应于四肢末端和膈肌的下部，该部位的病变定义为厥阴病。

由上述公理可以推出以下 8 个定理。

定理 1

人之生理本乎阴阳（根据公理 1）。

定理 2

人之病理本乎阴阳（根据公理 1）。

定理 3

人之上为阳，下为阴；外为阳，内为阴；背为阳，腹为阴（根据公理 1）。

阴阳的基本属性是从太阳与月亮、白昼与黑夜、雄性与雌性的有关属性联想出来的，也就是取象比类，我们可以把这种推理方法看作接近演绎的推理或者直接称作联想推理。上述定理由公理 1 推出，都要借助联想推理。

定理 4

人之阴平阳秘，生命乃治，阴阳失平，疾病乃生，阴阳离决，生命乃绝（根据公理 2）。

定理 5

昼为阳，夜为阴，人之阴阳应昼夜。

定理 6

（一日三阴三阳定理）一日之三阴三阳，卯正至巳初（辰居中）为少阳，巳正至未初（午居中）为阳明，未正至酉初（申居中）为太阳，酉正至亥初（戌居中）为少阴，亥正至丑初（子居中）为太阴，丑正至卯初（寅居中）为厥阴。

十二地支：子、丑、寅、卯、辰、巳、午、未、申、酉、戌、亥。

定理 6 的等价定理

日出阳初盛，应人之少阳；日中阳气隆，应人之阳明；日西阳初衰，应人之太阳；初夜阴初盛，应人之少阴；夜半阴气隆，应人之太阴；凌晨阴初衰，应人之厥阴。

定理 5、定理 6 是为了解释六经病欲解时而设置。

定理 7

（三阴三阳定理）头项、胸背、四肢、骨节，人之太阳也；胸胁、膈之外上、两耳，人之少阳也；面、口、胃，人之阳明也。腹为太阴，血脉、咽喉为少阴，膈之内下、手足四末为厥阴。

定理 8

（三阴三阳气血多少定理）人之常数，太阳多血少气，阳明多血多气，少阳少血多气，太阴多气少血，少阴少气多血，厥阴少气少血。

这条定理可以由常识证明。古人的针刺工具较粗糙，对人体损伤较大，故可能得到某些近似活体解剖的经验。针刺后出血量的多少是直观的。气虽然是指谷气，却可以由针感得气强弱来区别多少。再辅以联想推理，可以得出如下判断：

太阳，占体表的大部分，皮肤较粗糙，针刺容易见血，而针感不强。

阳明，面、口部应多血，气既然为水谷所化，胃应该多气。

少阳，胸胁较之面、口、头项血少，针刺感较强，故多气。

太阴，腹部多气少血，不难理解。

少阴，主血脉不应少血，气相对少。

厥阴，居于四肢末端和膈之下，气血常不足。可以理解。

这条定理用作六经病的一般性质的判断依据。六经病的临床表现除了表里部位不同之外，虚实、寒热也各有特点。比如，太阴、少阴病似无实热证，阳明病又少见虚寒证。

昼夜长短不等，即三阴三阳过程不相等。一日的三阴三阳不是平均分配。人体的三阴三阳也不是平均分配的。古人观察到，凡生命活动，大多以春夏、白昼为盛。无阳光便无生命，所以凭借这一直觉，相信阳是维持生命活动的主要方面。《黄帝内经》虽强调阴阳互根，对立依存，阴平阳秘，但二者中，阳更重要。因此补出一条公理。

公理 9（阴阳主次公理）

天运当以日光明，人命当以阳气生。人体阴阳之要，阳秘乃固。

二、《伤寒论》的病理公理、定理

公理 10（病因公理）

风寒中人，使病伤寒。

基于受寒后常得病这一直觉常识，《伤寒论》只取"寒"作为病因初始概念。

公理 11（病因公理）

寒性收引，风性舒缓。

公理 12（温病公理）

太阳病，发热而渴，不恶寒者，为温病（风湿属于温病）。

定理 9

伤寒有三，为中风、中寒、温病。

公理 13（正邪公理）

人之气血津液为正，致病之风寒为邪。

公理 14（虚实公理）

邪盛为实，正夺为虚。

公理 15（传变公理）

邪（病）之所传，其气必虚。

公理 16（发病公理）

邪中（或传）何经，何经发病。

公理 17（合并病公设）

同时受邪为合病，先后受邪为并病。

公理 18（表里内外公设）

太阳主表、主胸中，少阳主表里之间，阳明及三阴主里，内外与表里同义。

定理 10

太阳主表，伤寒病多始自太阳。阳明之表限于面口，少阳之表限于胸胁，太阴之表限于腹壁，厥阴之表限于四末，故亦可始发。病传不在此例。

定理 11

病之所传，其气必虚。在阳多自太阳至少阳至阳明，在阴多自太阴至厥阴至少阴。亦可由阳传阴，由阴传阳，误治传变略同此例。

定理 12

病传需时不等，大率病传一经以一至六日为期。

公理 19（病恶公理）

病恶所中（中风恶风，中寒恶寒）。

公理 20（病形公理）

病如所中（中风如风，中寒如寒）。

公理 21（寒热证公理）

恶寒喜热为寒证，恶热喜寒为热证。

公理 22（表里公理）

发热恶寒病在表，无热恶寒病在里，寒热往来病在表里之间。风寒同例。

公理 23（风邪公理）

风邪所中，其气必虚。

公理 24（标本公设）

本者正也，先病也；标者邪也，后病也。急则治标，缓则治本。

三、《伤寒论》的脉象公理、定理

公理 6 是脉诊的主要依据。血行脉中，营养全身，血中所含即水谷之精气（还有先天之气，与伤寒基本无涉，从略），故脉象即是气血之象，诊脉自然可以判断全身生理、病理状态。脉分尺寸以候上下，浮沉以候表里，便顺理成章。需要知道的是，并非六经病各有特殊的脉象，六经病纲领中仅太阳病、少阴病有脉象。脉象基本上对应于八纲辨证。《伤寒论》有 30 多种脉象，其诊断意义仍不出表里以及上下、寒热、虚实这六纲。

公理 25（三部九候公理）

寸口脉分寸、关、尺三部，浮、中、沉三候。寸以候上，尺以候下；浮以候外、候表，沉以候内、候里。虚实、寒热各自有象。

公理 26（平脉公理）

脉一息四至，三部大小同等，为平脉。

定理 13（死证脉定理）

脉绝不还为死。

定理 14（病危脉定理）

脉短为病危。

定理 15（难治脉定理）

脉结代为难治。

定理 16（浮沉脉定理）

脉浮主病在表在上，脉沉主病在里在下。

定理 17（迟数脉定理）

脉数主热或虚，脉迟主寒或实。

定理 18（洪大微细脉定理）

脉洪大为阳热盛，脉微细为阴虚极。

定理 19（大小脉定理）

脉大主阳或实，脉小主阴或虚。

定理 20（缓紧脉定理）

脉紧主实、寒或病进，缓主虚或邪退。

定理 21（滑涩脉定理）

脉滑主实或热，脉涩主虚或寒。

定理 22（弦脉定理）

脉弦主病在少阳。

定理 23（虚实脉定理）

实脉主实，虚脉主虚。

定理 24（促、动、静脉定理）

脉促主病不解或欲进，脉动主痛，脉静主热退。

定理 25（芤、弱脉定理）

脉芤主亡血失津，脉弱主正夺或邪衰。

四、八纲辨证定理

仲景书中并无八纲这个术语，但是阴阳、表里、寒热、虚实确实是六经之外维系伤寒逻辑框架的关键构件。

（一）阴阳辨证

八纲虽以阴阳为总纲，但大多数情况下必须知道表里、寒热、虚实才能更具体地判断病理性质以确定治则。单单分辨阴阳，证型有限，尚不足以指导治疗。但是有时仍然需要使用阴阳这个原本是六经和八纲之上的概念，对病情做一般性把握。仲景用阴阳辨证时，全部着眼于正气。《伤寒论》中有以下几种情况运用阴阳辨证。

1.阴阳自和。

2.阴阳俱虚竭。

3.此无阳也。有阴无阳故也。无阳则阴独。阳绝于里。其阳则绝。

4.亡阳。

5.阴阳俱虚。

（二）六纲证定理

定理 26（表证定理）

脉浮，头项痛，身疼，恶风寒为表证。

定理 27（半表半里定理）

寒热往来，胸胁苦满，心烦喜呕，嘿嘿不欲饮食为半表半里证。

定理 28（里证定理）

非表证并且非半表半里证，均属里证。

定理 29（寒证定理）

但见恶寒，即是寒证。恶寒不恶热，不发热，脉迟为纯寒证。

定理 30（热证定理）

发热恶热，不恶寒，脉数为热证。

定理 31（虚证定理）

脉象、症状主正气夺为虚证。

定理 32（实证定理）

脉象、症状主邪气盛为实证。

五、《伤寒论》的治则定理

定理 33

谨调阴阳，以平为期。

定理 34

因势利导，反此为逆。

定理 35

中病即止，过则伤正。

定理 36

缓则治本，急则治标。

定理 37

虚则实（补）之，实则虚（攻、泻）之。

定理 38

热则寒（清）之，寒则热（温）之。

定理 39

实病在表，汗而发之；实病在里，清之、消之。

定理 40

实病在上，因而吐之；实病在下，因而泻之。

定理 41

拘急则缓之，散弛则收之。

定理 42

病在半表半里，内外和解之。

定理 43

先治虚，后治实；先治寒，后治热；先治表，后治里。以次相从，先其所因，此治本之序。诸证相杂，可以同治。急则治标，不拘此例。

六、《伤寒论》的治法和方药公理（定律）

（一）方剂公理

公理 27（发表出汗公理）

麻黄汤发表出汗，治表实。

公理 28（建中固表公理）

桂枝汤建中固表，治表虚。

公理 29（吐法公理）

瓜蒂散催吐，治膈上胸中寒实。

公理 30（和解表里公理）

柴胡汤和解表里，治病半在表半在里，但见一证便是，不必悉具。

公理 31（通里攻下公理）

承气汤通里攻下，治胃家实、胃家热。

公理 32（清热公理）

白虎汤清表里大热，治表里热盛实证。

公理 33（清热泻痞公理）

泻心汤清里热，泻心下痞。

公理 34（清膈上热除虚烦公理）

栀子豉汤清膈上热、除虚烦，治汗、吐、下后热不清，心中懊憹，舌上苔。

公理 35（温里扶阳公理）

四逆汤温里以扶阳，治里寒重症。

公理 36（输布水气公理）

五苓散助津液输布，治汗或下后口渴、胃中干、小便不利。

（二）方剂准公理

1. 小建中汤补中气、温里、缓急，治里虚寒轻症。

2. 四逆散治里虚气滞四逆轻症。

3. 大陷胸丸治结胸重症。

4. 大陷胸汤治结胸急症。

5. 小陷胸汤治热结心下重症。

6. 复脉汤，补气血、复脉，治脉结代。

7. 通脉四逆汤治里寒虚甚，下利，脉微欲绝或利止脉不出。

8. 理中丸温里补气，治里虚寒，吐利，霍乱。

（三）药物主治公理（定律）

厚朴、杏子治喘。

干姜、细辛、五味子止咳。

芍药治腹中痛。

生姜治呕。

瓜蒌根止渴。

茯苓治小便不利、少腹满。

甘草补气。

人参止渴生脉。

附子治汗漏不止、四肢微急。

薤白治泻利下重。

附子治腹中痛。

葱白治面色赤，脉不出。

麻黄治喘用小量。

附子治噎。

桂枝治心悸。

桔梗、甘草治咽痛。

附子、白术逐皮内水气。

牡蛎治胁下痞满。

瓜蒌实治胸中烦满。

胸中烦满忌用人参、半夏、芍药。

口渴忌用半夏。

下利、噎、小便不利，忌用麻黄。

心下悸、小便不利、腹中痛忌用黄芩。

吴茱萸温里寒。

胁下痞硬忌用大枣。

下利忌用芍药。

呕者忌用附子。

（四）药物主治假说

甘草性温，补气、和中、止咳、调和诸药。

桂枝性温，补益中气。

大枣性平，补气安中，制峻下药毒性，忌用于中满。

生姜性温，止呕。

芍药性平，缓急、止腹痛、益气，忌用于胸腹胀满。

干姜性热，温里散寒。

附子性温，主扶阳温里。

人参性温，补气、生津止渴、复脉。

半夏性温，温胃止呕，忌用于口渴、胸腹胀满。

黄芩性寒，主清里热。

茯苓性平，主益气利水，通小便。

麻黄性温，主发汗，止喘咳，虚人忌用。

大黄性寒，主泻下除实，清里热。

黄连性寒，主清里热，除心下痞。

白术性温，补中气、利水。

杏仁性温，止喘咳。

栀子性凉，清膈上热。

柴胡性微寒，解表里热。

石膏性寒，清里热。

枳实性平，下气。

细辛性温，温散里寒。

芒硝性寒，下里热燥屎。

厚朴性温，下气、止喘。

蜜性温，补中益气。

香豉性凉，除膈上烦热。

当归性温，补血，止腹中痛。

葛根性平，发汗解表，止项背强几几。

粳米性平，补谷气。

瓜蒌根性寒，止渴，泻心下痞。

七、六经病定理（六经病新提纲）

1. 太阳之为病，脉浮，头项强痛而恶寒。

2. 阳明之为病，发热，汗出，不恶寒，胃不和。

3. 少阳之为病，胸胁满痛，寒热往来，心烦喜呕，默默不欲饮食。

4. 太阴之为病，腹满而吐，食不下、自利益甚，时腹自痛。

5. 少阴之为病，脉微细，但欲寐。

6. 厥阴之为病，心中痛热，气上撞心，厥而时烦，手足厥冷。

六经病新纲领与《伤寒论》原经文之间有较大差别。

首先，阳明病不专指胃家实。《伤寒论》原经文所谓胃家实，必有大便硬，所以它仅能统帅大小承气汤证，而不能证明调胃承气汤证。更不能证明栀子汤证、白虎汤证，以及吴茱萸汤证等胃虚寒证。不过，胃不和（包括胃家实）已经构成诊断阳明病的充要条件，发热、汗出、不恶寒三者也构成诊断阳明病的充要条件。具备胃不和（包括胃家实）或者发热、汗出、不恶寒三者即可诊断为阳明病。

其次，少阳病纲领径取柴胡证，这已为当代伤寒学者承认。

最后，厥阴病纲领实在不可不变。现厥阴篇经文共 54 条，其中有手足厥冷症状者共计 31 条，而旧纲领中所谓消渴、气上撞心、饥而不欲食等一条也没有。食则吐蛔只见于第 338 条，故手足厥冷势在必加。前人不明厥阴部位，现在明确厥阴部位为四肢末端和膈之内下，修改为新提纲后，便能顺利理解厥阴篇。

八、六经病篇逻辑推理

六经病的逻辑以六经定位为第一步，分为典型六经定位和非典型定位。典型六经定位可以由公理和定理直接逻辑推理而得到证明。非典型定位往往是处在六经交接结合部位，故证明结论需要视情况而定部位的归属。第二步是根据八纲辨证证明表、里、寒、热、虚、实的病理属性。如果六经病定位为太阳病时，因为太阳主表，故同时得出病理性质属表证。如果定位为少阳病时，则同时得出病理性质属半表半里。如果定位为阳明病或三阴病时，则同时得出病理性质属里。寒、热、虚、实需要视辨证情况而定。本书引用《伤寒论新解》（赵洪钧、马堪温著）的研究成果，选取具有代表性的《伤寒论》太阳病篇来说明六经病－八纲证逻辑推理。

（一）太阳病篇逻辑推理

《伤寒论》太阳篇经文最多，共计 178 条，约占全书篇幅 1/2。这些条文大致分成以下 8 类：①太阳原发之病；②太阳与他经合病或并病；③少阳病及少阴病；④太阳病失治变证；⑤太阳病误治变证；⑥有关疑似证；⑦推理条文；⑧应属于阳明的泻心证。8 类经文中，太阳病原发之病不过 20 多条，而以误治变证最多。总之，多数经文讨论的并非原发太阳病。这是由于伤寒最初阶段的辨证论治很重要，在仲景时代误治、失治的情况很多，故产生各种兼证和变证。太阳病篇讨论各种情况，因此，贯穿了《伤寒论》的主要思维规律。学好太阳篇是读懂《伤寒论》的关键。

1. 太阳病相关生理、病理、治则、治法、方药

（1）太阳在表，在膈上，虽属阳而多血少气，其生理功能是保护其他部位不受邪，是人体的屏障。太阳受邪之后，正邪斗争的趋势是驱邪外出。此时施治，因势利导，亦为驱邪外出，故多用汗法，偶用吐法，其余治法均属误治。

（2）太阳受邪多因正虚，少见邪盛，故病初即应先辨虚实。实证之因势利导，单单发汗即可。邪在膈上而属实证需要用吐法，但是仲景少用此法。虚证则不然，其有汗而邪不去，是正气不足以抗邪入里，施治必先扶正，正气固，邪自去。

（3）发汗即所以攻表，催吐即所以动膈，故汗、吐太过亦属误治。即使没有治疗太过，一经发汗、催吐，便已有表虚、膈虚，是以仲景不会一而再地用发汗、催吐法（麻黄汤、瓜蒂散之类），但桂枝汤可一用再用。且汗、吐、下、火、烧针后，表不解均可用桂枝而不可用麻黄。古时汤炭、烧针、热熨逼汗或噀水退热之法盛行，仲景一律否定。仲景又慎用吐法。至于表证误下，是人为的里虚，多致邪气深入，变证多端。

（4）伤寒初起于太阳，并无热证，无论虚实，均属表寒。假如初起即有热无寒，便是温病，仲景不论温病治法。

（5）太阳主膈上胸中，故太阳病可见喘，但不可见喘即诊断为太阳病。素无喘者，病在太阳且见喘，可照常使用麻黄汤。喘家（素有喘者）患太阳病，用麻黄须慎重。

2. 太阳病表虚证

太阳病表虚证的含义是表受寒，正气虚。单纯且原发性表虚证患者，病前体质较虚，但仍属正常人。但是这类人容易受寒，并表现为虚证。若平时即常自汗出，便属病态，同样可以按照原发表虚证或继发表虚证施治。复杂性表虚证或继发性表虚证，不一定从原发性表虚证发展而来。

（1）原发单纯表虚证：是指未经误治、失治，无其他合并证、兼变证的桂枝证。

代表经文：太阳中风，阳浮而阴弱。阳浮者，热自发，阴弱者，

汗自出。啬啬恶寒，淅淅恶风，翕翕发热。鼻鸣干呕者，桂枝汤主之。（12）

解释：太阳中风指太阳病表虚证。是体质较弱的人群，在太阳部位伤于风寒所致的病证。阳浮而阴弱与脉浮缓同义。缓与紧相对，紧主实，缓主虚。弱与虚相近，不需要详细证明。脉浮主病在表，应见发热恶寒。经文"阳浮者，热自发；阴弱者，汗自出"，这一解释非常重要。脉浮时患者才自觉发热。恶寒重时，脉即不浮而紧，患者必然无汗。脉浮而弱提示病在表而正虚，故汗自出。鼻鸣是常人皆知的感冒症状，但仲景不将其视为表证必备症状。干呕不必人人皆有，若有即表示患者胃气（略同中气或膈气）偏虚，将欲受邪，而传变为阳明或少阳病。此证正该用桂枝汤。

（2）继发单纯表虚证：是指失治、误治后的桂枝汤证。

代表经文：太阳病，先发汗，不解，而复下之，脉浮者不愈。浮为在外，而反下之，故令不愈。今脉浮，故知在外。当须解外则愈，宜桂枝汤。（45）

解释：经文本身已经很好的解释了继发于汗、下之后的表虚证。太阳病，先发汗是正确的。但发汗后表证不是必定解除。表不解应再发汗解表（外与表同义）。此时，已经汗下，不能按表实治疗。既然没有其他兼证或变证，表虚当用桂枝汤。

（3）原发复杂表虚证：是指未经失治、误治，而有其他兼证或变证的表虚证，其中有的仍然可以用桂枝汤或先或后治疗。

第14条，为表虚证兼项背强几几。葛根治疗项背强几几，故治以桂枝加葛根汤。

第18条，喘家作桂枝汤加厚朴、杏子佳。有公理直解。

第102条，伤寒二三日，心中悸而烦者，小建中汤主之。此条可以逆推，小建中汤主补中，心中悸而烦，心慌不稳，属中气大虚。患者必脉数或兼大而无根，症应见汗或汗多而食少。小建中汤为桂枝汤倍芍药加胶饴，适用于补中、缓急、快速补充谷气。

（4）继发复杂表虚证：是指失治、误治所致的伴有各种变证的表虚证，多较危重。

奔豚证和类奔豚证大约有3种：①惊恐导致神经官能症；②汗下后导致轻度低血糖；③麻黄素轻度中毒等。故奔豚证病因不同，症状各异，但病理均属里虚。

第117条，为烧针发汗，引发奔豚。其症状为"针处被寒，核起而赤"，"气从少腹上冲心"，治法为"灸核上各一壮，与桂枝加桂汤"。用灸是针对针处被寒邪所侵袭。用桂枝加桂汤是加强补中固表作用。

过汗或误汗阳虚如下。

第20条，太阳病，发汗，遂漏不止，其人恶风，小便难，四肢微急，难以屈伸者，桂枝加附子汤主之。

古今学者皆以为是表阳大虚之候。此证危重，且不甚少见，应予重视。中西药发汗，均可见此证，故需要谨记发汗不可太过，表虚不可发汗（用麻黄法）。万一见此证，应知用附子。

第62条，发汗后，身疼痛，脉沉迟。治用新加汤。此方是桂枝加味诸方中唯一加人参的方子，可知其虚甚重，上一条漏汗失治的结果之一便是此证。此不仅亡阳气，而且亡阴血，故脉一变而沉迟。上条急治可望覆杯而愈，此证只可缓图，不可再用附子、干姜，否则阳气骤复，将呈火热、血溢之势。

第64条，发汗过多，其人叉手自冒心，心下悸，欲得按者，桂枝甘草汤主之。此证只用桂枝、甘草两味，故桂枝辛甘发散之说不可从。心下悸，欲得按者，实则胃气大动。此方于桂枝诸方中组方最简，量亦不大，主要功效是补中。

第68条，发汗后，病不解，反恶寒。经文明指为虚，可确诊，且不仅表虚，治用芍药、甘草、附子。古人怀疑非仲景方。若恶寒因表不解，当再解表，不宜用附子。故此证应系表里俱虚，因证、方不合，不可确证。

第 70 条，重申发汗后恶寒为虚，不恶寒，但热者为实，可确证。病已经属阳明，故以调胃承气汤和胃气。

连服桂枝汤证如下。

第 12 条桂枝汤用法中明言，桂枝汤可连服至二三剂，麻黄汤服法无此说，故须牢记桂枝汤之发汗与麻黄汤大不相同。又，麻黄汤见微汗即止服，桂枝汤则不然。见下条。

第 25 条，服桂枝汤，大汗出，脉洪大者，再服桂枝汤。今日治此证，以白虎加人参汤为好，但仲景法不如此说。

汗已出者为热将退，何以再服桂枝汤呢？只能说桂枝汤可补中固表，止虚人大汗，预防大汗亡阳。

二阳并病如下。

第 48 条，经文颇长，内有不少推理。其一，发汗不彻，转属阳明。按照仲景法，发汗不可太过，亦不可不遍身，不遍身即不彻。余邪传阳明，即微汗出，不恶寒。其二、太阳证不罢，下之为逆。已有里虚，再解表，当用桂枝汤。其三、见面色正赤，为阳气郁于表，此应系误治后又失治，乃当汗不汗，日久所致，且烦躁、短气。此时，气津两虚，再发汗宜用桂枝二麻黄一汤（为发汗轻剂）。其四、这时脉涩，仲景以为这是汗出不彻之故。一般而言，此非初病一汗不彻，因一汗不彻不致于脉涩。面通红而不能出汗热解，必因热久所致气津两虚，见涩脉已属危重。

第 163 条外证未除而数下，遂协热而利，利不止，心下痞硬，表里不解，治以桂枝人参汤。

第 21 条，太阳病误下，脉促、胸满，治以桂枝去芍药汤。此条误下未致利不止。此种胸满不属于里实，且表必不解。芍药功用之一为缓急，故能治腹中痛。此证胸满为胸部弛张太过，故不宜用芍药。

第66条，汗后腹胀满，治用厚朴生姜半夏人参汤。误下多致痞，误汗及过汗致阳虚。非误汗而出现腹胀满，可证患者原有里虚。此症不同于上述两条，是汗后胀满且无下利，故用人参补虚，厚朴除胀。

以上四条二阳并病，有三条是太阳病误下所致。误下则病易传里，但不一定传阳明。今各条中均无典型阳明脉证，故难以确证。

3. 太阳病表实证

太阳病表实证的含义是表受寒，邪气盛，正气未夺。此类患者，未病前体质不虚，因寒邪太重才发病。正邪相持不下，故出现脉紧、无汗之象。

按照逻辑推理，表实证不能由表虚证发展而来，故不应有继发者。

（1）单纯性表实证：是指无兼证、无变证的麻黄汤证。

代表经文：太阳病，头痛发热，身疼腰痛，骨节疼痛，恶风，无汗而喘者，麻黄汤主之（35）。

太阳病，脉浮紧，无汗，发热，身疼痛，八九日不解，表证仍在，此当发其汗。服药已，微除，其人发烦，目瞑，剧者必衄，衄乃解。所以然者，阳气重故也。麻黄汤主之（46）。

解释：上述两条可由表证、实证定理证明。并且参看代表经文，表实证无汗不可少。呕逆属或见证，表实、表虚均可见，预示病将传里。喘（初受寒即喘，不是喘家）为太阳或见证，因太阳主表，又主胸中。胸受寒，呼吸不畅，不必解为肺为寒邪所束。

麻黄汤发汗是公理。表实证原有汗出之势，用麻黄汤加速新陈代谢，调动正气与邪气相争，以便加速汗出，邪气亦随之而消退。因此，只有正气未夺者方可用麻黄汤，但不能发散太过。表虚者正气不足，已有汗出，此时用麻黄汤便是犯虚虚之戒，所以用桂枝汤，而且要啜粥。病见衄即解是因为"阳气重故也"。阳气重即是过盛的意思，血自上出（衄）是盛阳随血而泄，效果同汗解。

（2）复杂性表实证：是指兼证、合病及失治、误治后有变证的表实证。

第 31 条，太阳病，项背强几几，无汗恶风，葛根汤主之（31）。

第 14 条，太阳病，项背强几几，反汗出恶风者，桂枝加葛根汤主之（14）。

第 31 条与第 14 条对看，便知道此为麻黄汤证兼项背强几几，葛根汤中当有麻黄，而桂枝加葛根汤中不当有麻黄。

第 32 条，为太阳阳明合病兼下利，此证有主张用葛根汤和葛根芩连汤两种意见。笔者以为，按仲景法，当再参看其他脉证。若表实不解，当先解表。若太阳病已为阳明病掩盖，则可用葛根芩连汤。

第 38、39 条，同为大青龙汤证，而脉证大异，故将经文录下。

太阳中风，脉浮紧，发热恶寒，身疼痛，不汗出而烦躁者，大青龙汤主之。若脉微弱，汗出恶风者，不可服之。服之则厥逆，筋惕肉瞤，此为逆也（38）。

伤寒，脉浮缓，身不疼，但重，乍有轻时，无少阴证者，大青龙汤发之（39）。

大青龙汤为麻桂合用加石膏，旧说此证为风寒两伤营卫，今教材以为是"表寒里热，表里俱实"或"表实兼里热"，据此，大青龙汤证已非单纯太阳病。此种解法的关键是因为方中加了石膏，似乎石膏只可以清里热，此说似不妥。细查经文，此两证中只有第 38 条见烦躁为太阳表证所不必有，而亦可见。如第 48 条"当汗不汗，其人烦躁"，故表证同样可以见烦躁。今难解者，第 39 条无一脉证暗示有里证，何以仍用大青龙汤呢？又，经文中方解及古今注家均以大青龙汤为发汗重剂，则大青龙汤当为表实重症。但是第 39 条脉证竟不足以示其为表实，故此条颇费解。细查经文，可知该两条均肯定无汗。按仲景法，解表以见汗为知，故用发汗法，那么为什么不用麻黄汤而用大青龙呢？关键在于，大青龙乃麻桂合剂，此方乃补中法与发汗法同用，较麻黄汤更为稳妥。既可用于实人无汗，亦可用于虚人无汗。然虚人用之，毕竟有顾虑，是以特别指出见汗即停服，再服必亡阳，遂虚而烦躁。

总之，应把大青龙汤证看作典型的麻黄证和桂枝证的中间状态，故用麻桂合剂。至少第39条应该这样看，其中加石膏，则因已有或将有表热。表热应当理解为表位的热性病理，不应当理解为表证。表证是特指寒邪侵犯表位而出现寒性病理、以恶寒为特征性症状表现。表位一旦有热性病理则超出了表证的范畴。

4. 太阳证表虚邪衰证

桂枝麻黄合用证，为表虚邪衰。

第23条前半为太阳病近愈，其人不呕是未传少阳，清便自可是未传阳明，且无阴证，故仍在表。但病已八九日，邪衰正亦虚。此本可自愈。既诊之，有寒热应疏方。用麻桂各半轻剂，以得小汗。后半云脉微而恶寒，为阴阳俱虚，未欲解，此病仍在表，正虚邪衰而相持，正虚较前半为甚。虽经文明言不可汗、吐、下，用麻桂各半汤仍为得小汗。身痒因病久，汗欲出而不得之故。面有热色，亦为汗欲出而不得之候。

第25条后半，服桂枝汤后形似疟，一日再发。形似疟指有严重寒热往来，甚或战慄，一日再发证明不是疟。此证原服桂枝汤不为误治，服药后正气已较充实，虽不为表实，已不可认为纯属表虚，介于麻桂证之间，属正稍夺而邪稍盛，故用桂枝二麻黄一汤。此证有寒热往来，也可用柴胡汤。只是仲景法，病在表，无里证不用柴胡，此证尚应有其他太阳病证。凡寒热如疟状属邪盛而正稍夺。阵慄者，均有自行汗解之势，这时不可用麻黄汤原方发汗或桂枝汤原方补中固表，吐下法尤其不可用。再伤正气则不能战慄，而出现肢厥，成厥阴或少阴病。再峻发汗，直接可以导致大汗亡阳，亦可见厥逆等变证。无把握时，宁可静观以待变。有把握，即用补中攻表轻剂，以助其势。

5. 结胸证

按照仲景心法（即本书预设的公理、定理），人之太阳为头、项、胸、背、四肢、骨节。据字面而言，结胸证属病在太阳，此时病在上而不在表。细查经义，则结胸证非单纯太阳受邪，病亦不仅在膈上。

仲景分三阴三阳，自头颈腰背开始，至面口胃为止为三阳，自腹壁开始至血脉为三阴。由上至下，人体分为三段，膈上属阳，膈下属阴。膈自为一段，其外上为少阳，内下为厥阴。膈受邪既可由胸胁得自表，亦可由上至下或由下至上得自里。其外上受邪，见少阳病；内下受邪，见厥阴病。总之，仲景论伤寒六经并不详究此中涉及何种脏腑。若要以经络脏腑说立论，必定使伤寒体系混乱。因为脏腑来源于"取象"，不是实际所指的解剖部位，而六经病位与解剖部位相应。六经辨证体系融进了药物针对人体特定部位产生有效治疗的经验知识。人体三阴三阳六部分中，自有经络、脏腑，唯伤寒病不可以用脏腑经络理论解说。六经与经络、脏腑基本无关。

膈不仅仅是一薄层肌肉。仔细理解现代解剖所谓膈，其中实际包括心脏、上下腔静脉、主动脉、横膈肌与肝胆脾等附属器官，不仅指膈肌。仲景所谓膈，应包括今解剖所见膈上下及其体表紧相连的部分。

仲景所谓阳明是上自面、口，下至整个消化管。此种人体模式，阳明居太阳少阳之间，胃外之腹腔、腹壁及膈下面即属太阴或厥阴，与结胸证有关。

少阴主血脉、咽喉，在人体属最在里。故血脉受邪，若自他经来，必全体大虚；若系直中，必因血脉大虚，故少阴病之的确凿证为"脉微细"。"但欲寐"尚非少阴病的确凿证。少阴病无实证，与结胸证无关。

第128～135条多方陈述大结胸之病因、症状、脉象及治法，第138条单论小结胸证。综看各条，大结胸证为：寸脉浮、关脉沉或脉沉而紧，颈强，心下按之硬痛。小结胸证即如第138条所述，致病均因下之太早（属误下）或应汗而以水噀。经文已将结胸明确分类为：①结胸热实（第131、134、135、137、149条）；②水结胸胁（第136条）；③寒实结胸（第141条）；④宿寒结胸（第139条）；⑤小结胸（第138条）。各条或兼及非结胸证，均略去不论。

查各条治法，无不属攻下。此证原属下之太早，已有里证。因邪在里而盛。大结胸证属急下危重症，急下乃破釜沉舟，背水一战之法，若已不可下（第132、133条）必死。下之不效，必死。下后病不大减，告危。唯小结胸证虽邪稍盛而正夺不甚，不必过虑。

大结胸证不必尽属膈上病，而多见膈上下（含膈）俱实，实属三阳、太阴、厥阴同病。加之邪盛正夺，其危重固不待言，第141条"从心下至少腹硬满而痛不可近"最为典型。

6. 膈上郁热证

膈上郁热证指栀子豉汤证及类似证，见第76～81、221、228、375、393。

此证无原发者，而有单纯与复杂之别。凡径用栀子汤者属单纯性，其余均兼他证，经文多对照讨论，以下按栀子汤类七方解释。

（1）单纯性栀子豉汤证：见第76、77、78、221、228、375条。各条分别见于太阳篇、阳明篇及厥阴篇，可知此证不仅可从太阳表证来，其代表经文为第76条。主要症状为虚烦不得眠，甚至反复颠倒、心中懊憹、烦热、胸中窒、心中结痛、手足温、不结胸、饥不能食、按之心下濡（不硬）。诸多症状既有他人可见者，亦有纯系自我感觉者，而以后者为多，各条均无脉象。病中均曾汗下（或二者居一），又无大热大实之象，故此证不属邪大盛。病理唯第221条云"胃中空虚，客气动膈"，患者均感胸中不适，故病在膈上胸中，属太阳病。其中虽非各条均言及发热，但无一条言及恶寒，故此证属热而不属寒，乃伤寒的一种较好的转归。

（2）复杂性栀子豉汤证：各条实为栀子豉汤证加减，少气加甘草补气（第76条），呕吐加生姜（第77条），腹满加厚朴、枳实（第79条，已兼太阴病），微烦者加干姜（第80条，不可确证，或系性寒之丸药大下之故）。

7. 泻心汤证

泻心是指攻心下痞。痞即满胀不适。或有形，或无形，不必在心下，但以心下居多。仲景泻心并非泻心火，而是泻心下部位的满胀不适。心下包括胃，属阳明；胃外，属阴。经文云"胃中不和"（第157条）、"胃中虚"（第158条）、"胃中有邪气"（第173条），故泻心证多属阳明病。泻心证由下后而得，非必属误治。此证有单纯、复杂之分。

（1）单纯性泻心汤证：或称正泻心汤证，见第154、164条。前者云"心下痞，按之濡，其脉关上浮者，大黄黄连泻心汤主之"。此证心下濡，关上脉浮，属病在上，为泻心证中病最在上而且纯属热者。单纯痞，满而不痛，按之不硬，若硬，即较复杂。此种硬，较结胸之硬为软，且不痛，故不是腹膜炎。此条无表证，脉浮在此主病在上，因里热，可有身热，但经文未明言。大黄黄连泻心汤不属下法，而为清热法。服前仅用开水浸药须臾，制法颇特殊。或谓方中有黄芩，可信。苦味清热，胃热清，中自和。

（2）复杂性泻心汤证：泻心各证均非危重。

第155条难确证，既恶寒汗出，应有表证，按161条当先治表，而非泻心。若恶寒属虚，尤不宜用泻心法。

第157条之特定为"干噫食臭，胁下有水气，腹中雷鸣，下利"，西医看为典型的消化不良，病在肠胃。按仲景法为阳明太阴并病，经文已指出胃不和。此方寒热并用，各不相碍。为健胃补中益气之方。

第158条为误下再误下，致"胃中虚"，属阳明虚证夹热，病理与上条酷似，治法亦极相近。

第159条有理中焦、理下焦之说，且云此利在下焦。又云服理中汤后利益甚，不可确证。赤石脂禹余粮方纯属对症疗法。此证为泻心汤诸证中病最在下者。

第 161 条纯属无热之虚痞，故降下药与补气药同用而不用芩连。第 66 条与此相近，唯胀满在腹，故理气、补气药兼用。

第 172 条为太阳少阳合病而下利，肯定有热，不必有痞，归入泻心汤证似不妥。见呕加半夏生姜，为仲景治少阳证定法。

第 173 条云"胸中有热，胃中有邪气，腹中痛，欲呕"，应属三阳及太阴并病，其证虚实寒热夹杂。

仲景辨证之细微差别之处难以用公理证明，可回归到象思维以求领会。各证的病位以第 154 条为最在上部，第 159 条为最在下部。第 161 条最虚，第 157 条最实（兼虚）。第 157 条最热，第 158 条最寒，但均非大实、大虚、大寒、大热，除 154、159、161 条外，均有虚实寒热夹杂。治此类证宜求稳，宁可予以轻剂治疗或静观其变，而不需要骤用峻法。

8. 表证误治并发或转属阴证

表证误治可并发或转属阴证，此时以阴证为急，应先治阴证，再另行辨证。

第 29 条，经文颇长，涉及五法，系讨论一病之连续变化。其中二证属阴。第一句为桂枝汤证兼心烦，脚挛急，经云用桂枝汤误治。据仲景法，不为大误，加芍药或附子即无误。然而即使这样治疗也不能断定就不会出现厥、咽干、烦躁吐逆，病情变化并非都属于误治的结果。表证治疗如法，也不是一定会一剂而愈。第二句，厥且烦躁吐逆，必有脉沉，更应多见沉紧、沉微或脉停，病属厥阴或少阴。用甘草、干姜祛里寒、补里虚以扶阳，厥浅多可自还。仲景不用四逆，为审慎，以免矫枉过正。厥还脉亦还，再用芍药甘草缓急补虚。此时见谵语，属阳明实热，若无燥屎，用调胃承气汤。再发汗加烧针，实为大误，必出现少阴或厥阴病重症，故用四逆。

第 82 条，为真武汤证，旧说属阳虚水泛，治以温阳利水，亦承认有少阴阳虚。然而水泛利水之说大误。关键在于认识"心下悸，头眩，身瞤动，振振欲擗地"。此时不能站立，立则欲仆倒，与其余诸证同一原因，乃过汗导致气津大虚之故，必兼见脉大无根等虚脉象。不能直立，因血压偏低，直立加重脑缺血。以水气凌心、阳虚水泛解之，属水多。试问，发汗后，水从何来？故真武汤为温补阳气而不为利水。其中茯苓不是利水作用。真武汤是通过温补阳气，为水谷入胃及津液重新分布创造条件。

第三节　病、证的共性

病包括了病因、病位、病理性质。证指病理性质。因此，"证"是"病"的一部分。病和证都是反映疾病特点的概念，它们都是由于气的流变异常而发生的疾病状态，这是二者的共性。因为《伤寒论》的病因特指寒邪，所以六经病的初始病因都是寒邪。六经病进一步辨证，无论辨出的是寒、热、虚、实证中的哪一种，其起始的病因都是寒邪。《伤寒论》以外的中医临床理论体系，病因都是特指的，如温病的初始病因特指温邪。因此，在特定的临床理论体系中辨病比辨证多出的部分只有辨病位，这是二者的区别。

中医学辨证论治体系在《伤寒论》的时代奠定了辨病和辨证结合的统一格局。《伤寒论》第一步确定了其主旨是讨论风寒病因所致的热病，这种热病叫做伤寒。故病因诊断已经确立。第二步是研究热病的病位、病性。故以天人合一为逻辑起点，根据太阳一日的起落规律，映射到人体的特定部位，划分出六经病的区域，得出病位概念。第三步是在特定的病位再分析其病理性质。综合以上步骤，从而得出病因、病性的完整诊断。按照其他临床理论体系的辨证方法，同样需要确定病位和病性，使二者统一。比如脏腑辨证也是基于天人合一的逻辑起点。肾应冬，位于北方，色黑，主发。脱发病的病位在肾，病性有表、里、虚、实、寒、热之分。

疾病诊断的共性是要求在逻辑推理的思维下，得出没有矛盾的结论，使疾病的诊断符合思维的一贯性。中医辨证论治体系在天人合一这一逻辑起点下，做到了病和证的命名都是基于气－阴阳结构，保证了病因、病位、病性的推理得到思维上的统一。

自从中医学引入西医学的病名后，辨病与辨证结合的内涵与《伤寒论》所指已经发生根本性的变化。西医学所指的病多是以病因来规定的，西医的诊断是为了找出病因。中医学所指的病因是已经规定好的，如伤寒的病因就是寒邪，中医的诊断是为了找出病理性质，即辨证。这种情况下的辨病与辨证结合，实质上是西医诊断和中医诊断的双重。既辨西医学的病，又辨中医学的证。既做天人分离的科学探讨，也做天人合一的自然哲学探讨。二者可以相互补充，但是不能相互替代。

中医学天人合一的整体观念和阴阳思维结构的特点，决定了其擅长综合的辨证，而不善于精确的病的研究。因此，引入西医学的病名，正好补充中医思维的不足之处。疾病学和辨证学是医学思维向两个方向发展所形成的两个理论系统，其本质上都属于医学思维。

第四节　辨病、脉、证、治模式

辨病、脉、证、治模式自始至终都离不开天人合一的整体观念。病是从三阴三阳模式中推理出来，用于规定伤寒的病位。伤寒的六个病位是仲景的创造，经过近两千年的临床实践检验，确实包含有跌扑不破的真理。六个病位产生了六经提纲，等于六个定理。六个病位自然地含有病理性质，但是需要用八纲辨证的方式表达出来。脉与病相应，其沟通的桥梁是取象比类。证又回归到阴阳思维结构，由阴阳总纲演变出表里、寒热、虚实六变，阴阳能够与表里、寒热、虚实产生关联，也是基于取象比类的相应关系。

在治疗方面。推测古人每尝试一种药物，根据身体的体验，将其功效记录下来。比如《神农本草经》记载桂枝辛温无毒。主治上气、咳逆、结气、喉痹、吐吸，利关节，补中益气。久服通神，轻身不老。在这个记载中明确地看到《本经》时代已经对药物有了三个层次的认识：第一、有了药性寒热和补泻的概念，这一点离不开天人合一的整体观念和阴阳辨证思维。第二、对于身体的解剖部位也有相当的认识。第三、对于药物对症治疗的功效也有明确的记载。古人通过整体观念下的思维，并结合长时间的经验积累，对应于寒、热、虚、实的人体病理，构建了温、清、补、攻的药性体系。

所以，辨病、脉、证、治模式与天人相应、天人合一的整体观念密不可分。这个模式中病、脉、证、治的内在关联，是以气－阴阳思维贯彻病、脉、证、治的始终。病与脉相应，太阳病脉浮，少阴病脉微细。病脉相应，以病统证，以证统法，以法统方，病脉证治的逻辑关系环环相扣。证一定会落在病位上，病证是一个统一体。

桂枝汤作为仲景第一方，在中医辨证论治体系中占据极其重要的地位。理顺桂枝汤证的逻辑演绎，是理顺辨证论治思路的关键一步。尤在泾在《伤寒贯珠集》中说："后人不能尽桂枝之用，而求之人参、归、地之属，立意则同，而用药悬殊矣！"说明后世医家对桂枝有误解，思维逻辑有断裂。

从字面上看，桂枝汤证应该理解为在《伤寒论》或者后世医家的经验中运用桂枝汤治疗有效的病证。这种理解没有触及"证"的本质。桂枝汤证的本质是表寒虚证。只有在八纲辨证的思维逻辑之下，才能够理解桂枝汤证的本质意义。从而既能理解扩大应用桂枝汤的原理，又能在桂枝汤组方原理下发展出更多的治疗表虚寒证的方剂。本书引用《伤寒论新解》（赵洪钧、马堪温著）研究桂枝汤的成果如下。

《伤寒论》明言桂枝汤的功效共有 9 种，彼此对照之下可以发现其内涵并不一致。9 种说法是应该并存，还是某些说法有错误需要改正？这是一个重大的理论问题，需要澄清。9 种说法如下。

1. 解肌说 见第 16 条，"桂枝本为解肌，若其人脉浮紧、发热、汗不出者，不可与也。常须识此，勿令误也"。

2. 发汗说 见第 53、54、56、57、234、240、276 条。234 条云："阳明病，脉迟，汗出多，微恶寒者，表未解也。可发汗，宜桂枝汤。"第 276 条云："太阴病，脉浮者，可发汗，宜桂枝汤。"

3. 解外说 见第 44、45 条，"太阳病，外证未解，不可下也，下之为逆。欲解外者，宜桂枝汤"，"今脉浮，故在外，当须解外则愈，宜桂枝汤"。

4. 解表说 见第 164 条，"解表宜桂枝汤"。

5. 攻表说 见第 372 条，"下利腹胀满，身体疼痛者，先温其里，乃攻其表。温里宜四逆汤，攻表宜桂枝汤。"

6. 救表说 见第 91 条，"伤寒，医下之，续得下利清谷不止，身疼痛者，急当救里，后身疼痛，清便自调者，急当救表，救里宜四逆汤，救表宜桂枝汤。"

7. 调和营卫说 见第 53、54、95 条，"病常自汗出者，此为荣气和，荣气和者，外不谐，以卫气不共荣气谐和故尔，以荣行脉中，卫行脉外，复发其汗，荣卫和则愈，宜桂枝汤"，"病人脏无他病，时发热自汗出而不愈者，此卫气不和也，先其时发汗则愈，宜桂枝汤"，"太阳病，发热汗出者，此为荣弱卫强，故使汗出，欲救邪风者，宜桂枝汤"。

8. 和解说　见第 387 条，"吐利止而身痛不休者，当消息和解其外，宜桂枝汤小和之"。

9. 救邪风说　见第 95 条。

以上 9 说 15 条可分为 3 组：解肌、发汗、解表、解外为 1 组共 11 条，旨在"发汗"；调和营卫、和解为 1 组共 4 条旨在调和营卫；攻表、救表为 1 组共 2 条，其义待商。

要而言之，以发汗说为主，仅明言发汗者即有 7 条之多。

然而，以发汗为主旨解桂枝汤必然解不通。桂枝汤之适应证即为发热汗出，既有汗出，何必再发？且第 234 条有汗出多，第 25 条有大汗出，何以仍用桂枝汤？又察桂枝汤服法需温覆、啜热稀粥，而仅求微似有汗。病家本有汗、汗多，甚且大汗，服药后仅求微似有汗，可知此汤非有发汗之功，相反是能止非常之汗。

历代伤寒学家解桂枝汤大略分为 4 类。

1. 强牵《内经》者，如成无己云："《内经》曰：辛甘发散为阳。桂枝汤辛甘发散之剂也，所以发散风邪。《内经》曰：风淫所胜，平以辛，佐以甘苦，以甘缓之，以酸收之。"从成无己之后，后世遂多认为桂枝辛甘发散，芍药味酸性寒。略同此说者有叶天士、陈修园、陈古愚、曹炳章等。

2. 总括《伤寒论》者，如柯韵伯曰："此为仲景群方之魁，乃滋阴和阳、调和营卫、解肌发汗之总方也。"方有执、吴谦、张隐庵、程效倩等略同此说。

3. 专主祛风者，创此说者为许叔微。《伤寒百证歌》曰："一则桂枝二麻黄，三则青龙如鼎立。"许氏以桂枝汤为风伤卫，桂枝汤主去风，至徐灵胎竟称"桂枝汤为驱风圣药"。略同此说者有周扬俊、喻嘉言、费伯雄等。

4. 专主表虚者，首创此说者亦为许叔微，但不甚肯定，至李东垣开始明确。李氏谓："仲景制此方，以桂枝为君，芍药、甘草为佐。小建中汤，以芍药为君，桂枝、甘草佐之。一则治其表虚，一则治其里虚，各有主用也。后学当触类而长之。"

此外，尤在泾、吴谦尚认为此方是"安内攘外""助正气，祛邪气"之方。

简言之，以李氏、尤氏、吴氏之说最接近《伤寒论》的本意，然而仍有一层不明，不够透彻。明确的说法应该是：桂枝汤的本意非为发汗，非为解肌，非为去风，非为调和营卫，亦非为解表、解外，乃补中以固表之剂，补中即所以治外。

桂枝汤证乃中气虚者中风寒之初证也。中气虚者表亦虚，是以患者有汗，甚或汗多。此时表已受邪，当先求补中，防邪入里。中气固，表自和。桂枝汤调和营卫，乃通过此种机理。因其补中而固表，实能减少汗出，故此方可用于有汗、汗多，亦可以用于大汗。前人见到这种情况，只有说芍药酸寒敛汗，从无人论其主补中。程郊倩谓"桂枝胎建中之体"，而不敢再越雷池一步。但甘温以除大热，补中益气汤治虚人感冒则为东垣之重大发明。可惜东垣仅知桂枝治表，不知桂枝汤实乃由补中以治表也。然李东垣不愧为善读经者，能触类旁通推导出虚人虚证（伤寒初起，非虚人无虚证，所谓正气夺则虚是也）之中风寒，参、术、归、芪亦可用，故发明出补中益气汤。

再研究经文，仍可知桂枝汤实为补中。前引"救表""攻表"经文两条，病理都是因下利致里虚寒而仍身体疼痛。其治则为先温里，而后"急当救表""乃攻其表"。其实所谓"救表""攻表"不过是里寒已去，当救里虚所致之表亦虚。服桂枝汤并啜粥、温覆后，出汗可较前增多或本来无汗而服药后见汗。这种反应其实并非单靠桂枝汤的作用。其见汗的机理也不是因桂枝汤发汗，而是因为汤＋粥纠正了中气不足所致之表亦虚，达到表里和的状态。常人只要啜热粥或温覆，不服桂枝汤，即可见汗。此种出汗属于常态，即表里和或荣卫和者，在环境温度高至一定水平时应有之汗，桂枝汤治法即为达到此种状态。

故无汗者可温覆以见汗，汗多者可不温覆减少出汗。总之是因其解决了中气虚，方便患者基本上恢复常态。仲景用桂枝治表虚，较人参为稳妥。因其仍属调动人体运化之功能，非若人参之强补。人参之补，仍需要必要之物质（即各种谷气）基础，其补益作用仅在一时，倘谷气不能随时得到补充，人参便无以奏其功。

《本经》记载：

桂枝：辛温无毒。主治上气、咳逆、结气、喉痹、吐吸，利关节，补中益气。久服通神，轻身不老。

芍药：苦平无毒。主治邪气腹痛，除血痹，破坚积，寒热疝瘕，止痛，利小便，益气。

姜：辛微温无毒。主治胸满、咳逆、上气，温中止血，出汗，逐风湿痹，肠澼下痢，生者尤良。久服去臭气，通神明。

大枣：甘平无毒。主心腹邪气。安中养脾……补少气少津液，身中不足……久服轻身延年。

上述经文除姜可出汗外，其余无不能补气。而桂枝之功用竟有补中益气，而无辛甘发散，大枣竟能安中，养脾气；芍药不酸不寒，竟能益气，如此组方岂能发汗、解肌、去风、调和营卫？直言之，桂枝汤乃补中益气而固表之方。

桂枝汤五味药，除芍药外，至今均仍常用为烹调佐餐品。凡是佐餐品，均应能鼓舞胃气，调和诸味，刺激食欲，帮助消化。其中尤其以姜、桂为代表，中国人用之调味历史悠久。民间居家治疗风寒初起，常煎姜枣水或姜糖水热服、温覆、啜热流食以见汗，实则简化之桂枝汤法而立意相同。桂枝汤及服法不过为鼓舞胃气、补充谷气、保暖以得小汗。通俗解桂枝汤之补中，不过如此。并非说桂枝汤补中作用如补中益气汤、四君子汤之大，其固表止汗作用亦不同于后世之玉屏风散。

徐大椿《伤寒论类方》，分仲景方为12类，后人多遵之，其中桂枝汤类计 19 方。若按旧说，桂枝汤主发汗、解肌、祛风、调和营卫、解表，则诸方均难解通。即如小建中汤为桂枝倍用芍药加胶饴，芍药性寒味酸，倍用何能建中？单看倍用芍药，实在不利于建中。唯胶饴味甘性温可有建中作用。然而若全方其他药均意在发汗、解肌等，加胶饴一味仍不能一变而为建中。再如，此 19 方中组方最简单的桂枝甘草汤，只两味，适应证为"发汗过多，其人叉手自冒心，心下悸，欲得按者"。此证属虚无疑，原因为发汗过多。按旧说，桂枝辛甘发散，通阳温经，不当再用，何况以其为君！唯有以桂枝能补中益气方可解通此方。此证一派虚象危候，进而可见奔豚、上脱，岂可再发散。

桂枝证服桂枝汤后可见汗，随之体温下降。用桂枝汤后体温应呈缓升缓降。也就是说，用桂枝汤后的热型，近于一般疾病的自然热型。桂枝汤为什么能使体温低者升，高者降，关键是它能扶正补虚，补中益气，补充体温调节的物质基础。

从《伤寒论》的桂枝汤条文开始，直到后世伤寒学家从不同的角度解析桂枝汤，可以看到在取象比类的层次比较容易出现众说纷纭的解释。只有整理出取象比类的逻辑框架——八纲，才能取得桂枝汤的功效是补中固表，桂枝汤证的本质是表虚寒证的共识。桂枝汤既可以用于治疗虚人感冒，也可以用于内伤虚证。表虚寒证既可以用桂枝汤治疗，也可以用补中益气汤、参苏饮、玉屏风汤等治疗。

上文辨明桂枝汤的功效是补中固表。这个结论有其深层次的意义：它体现了"正气存内，邪不可干""邪之所凑，其气必虚"的公理在辨证论治体系中的应用。临证中要牢牢抓住虚证，治疗中要时刻不忘扶持阴阳动态平衡的秩序。做到扶正固本，本于阴阳。

第五节　六经病－八纲证模型的平衡思维

天人合一之气论一线贯穿于阴阳、表里、寒热、虚实八纲中。阴阳是划分"气"的总纲，维系引领六经病名（三阴病、三阳病），病位（表里）、病性（寒热）、病势（虚实）。在天人合一的整体思维下，内含的思维结构自然是阴阳。故由整体思维引申出阴阳平衡思维也是必然的。八纲辨证同时还包括了辨证思维、共性思维、模式思维等思维类型。

六经病名由一日之昼夜循环而命名。六经病即对应于一日之气，形成一个闭环，从天人合一的角度来看则穷尽了所有的疾病，没有遗漏，符合中医整体思维。阴阳划分的结果是，万事万物非阴即阳，非阳即阴，故六经病中太阳、少阳、阳明病属阳，太阴、少阴、厥阴病属阴。

表里是指病变的位置所在。寒热是指病的属性，感寒邪则伤寒病，感热邪则伤温病。虚实是指病的正邪强弱状况。表里、寒热、虚实都可以用阴阳来指代。表属阳、里属阴。热属阳，寒属阴。实属阳，虚属阴。但是具体应用时，除辨别阴阳之外仍应明确表里、寒热、虚实，才能辨出具有临床指导意义的证。如果泛泛的使用阴阳来指代表里、寒热、虚实，辨出的证就只有阴阳失调一个，临床指导的针对性就不明显。

太阳病，病位在头项、胸背、四肢、骨节，概括为表位。少阳病病位在胸胁、双耳和膈之外上，概括为半表半里位。阳明病病位在面、口、胃，属于里位。太阴病位在腹部，属于里位。少阴病病位在血脉、咽喉，属于里位。厥阴病病位在四末和膈之内下，属于里位。

《伤寒论》论述感寒邪所致伤寒病。其中三阳病多出现发热，但是其初始病因是寒而病理性质是热。三阴病多出现恶寒，其病理性质是寒。事实上人在一日之中，随着昼夜气温的变化，先后外感寒邪和热邪以及寒热病理性质的转化都是情理之中的。只是寒邪更容易致病，这一点在北方尤其突出。故伤寒病的病性之中以寒性为先，可以继发出现热性病理。在南方，气候比北方温暖，人往往也是受凉起病，但是很容易转化为热性病理。

虚实是指正邪强弱的状况。在起病之时，有正气如常的人外感过强的邪气，则表现为邪盛正不衰的实证；正气亏虚的人外感邪气则表现为正气不足的虚证。在疾病的发展过程中，邪盛正不衰的实证可以邪去而治愈，也可以发展为邪盛正衰的虚实夹杂危重证或者邪衰正亦衰的虚证。正气不足的虚证可以正胜邪退而治愈，也可以发展为邪盛正衰的虚实夹杂危重症。

人体一气周流的状况被环境因素、饮食因素或身体内在的情绪因素等破坏后，就会表现出相应的六经病的病态。因为出现了阴阳不平衡这个前提，六经病才能在人体上表现出来。如果在阴阳平衡这个前提之下，人体表现的是一气周流的正常状况，没有六经病的病态。六经病是在天人合一的逻辑起点上推理出来的人体的六种疾病状态。八纲辨证运用一分为二的方法进一步认识六经病的病理性质。

从《伤寒论》的视角看病证结合，其实质是辨六经病（病位）和八纲辨证（病理）的结合。辨六经病位直接体现天人合一的逻辑起点。八纲辨证直接体现一分为二的阴阳取象比类思维方法。《伤寒论》病证结合的中医逻辑框架是气－阴阳。此处所说的中医逻辑的就是中医运用"气－阴阳"构建理论的规则。

从脏腑辨证的视角看病证结合，其实质是辨脏腑病位和八纲辨证的结合。辨脏腑病位直接体现天人合一的逻辑起点。比如脾脏病，主要由《黄帝内经》中与脾相关的条文引申而出，如"诸湿肿满，皆属于脾"，凡见"湿气"意象的疾病，皆属于脾脏病。进一步运用八纲辨证则可辨出表湿、里湿，寒湿、湿热，脾虚夹湿，湿热蕴结等不同的证。脏腑辨证下的病证结合的中医逻辑框架是气－阴阳－五行，其脏腑病位是"象"概念，不能指实解剖部位，因此比六经辨证复杂，而不容易把握。

以天人合一为逻辑起点是辨六经病和辨脏腑病的相同之处。二者所采用的取象比类方法却大不相同。辨六经病是以一日之中太阳的起落规律映射到人体的区域来取象比类，分出六经。辨脏腑病是以一年五季（运）六气的气候变化规律映射到人体的生命变化现象来取象比类，分出五脏六腑。

药物体系的逻辑框架是气－阴阳－五行。从气的角度分虚、实，从而药物有补、泻之分。从阴阳的角度分表、里，从而药物有解表、治里之分。从阴阳的角度分寒、热，从而药物有寒、热、温、凉、平性之分。从阴阳的角度分五行，从而药物有酸、苦、甘、辛、咸五味之分。

由于《伤寒论》以气－阴阳为逻辑框架，因此主要是从补泻、寒热、表里的角度来选择药物。脏腑辨证以气－阴阳－五行为逻辑框架，因此除了注意补泻、寒热、表里，还注意五味与脏腑的对应关系。在气－阴阳－五行这种比较复杂的逻辑框架内，能够处理六经辨证所未达到的细微失衡之处，但是却尤其需要一种难以言传的意会。

因为八纲辨证是中医临证的基本思维，是中医阴阳理论在临床的直接运用，故本书做重点介绍。阴阳是二分法，万物非阴即阳。阴阳主要是一个哲理。当阴阳从不同的角度落实到阳主表、阴主里，阳主热、阴主寒，虚属阴，实属阳等概念时，则转变为具体的生理病理意义，被应用于医学临床。《伤寒论》是将阴阳理论转化为临床医学理论的典范。张仲景首先将疾病分为阴阳两大类。再将阴病分为三阴病，阳病分为三阳病。从"万物生长靠太阳"的常识出发，通过运用阴阳思维结构，将这一常识映射到人体，得出"太阳统摄荣卫，主一身之表，以固护于外，为诸经藩篱"的基本认识。从太阳病开始演绎，直到完整阐述六经病。在这个演绎过程中可以看到，太阳病的症状发生在头、项、胸背、四肢、骨节。少阳病的症状发生在胸胁、双耳、膈外上。阳明病的症状发生在面、口、消化道。太阴病的症状发生在腹部。少阴病的症状发生在血脉、咽喉。厥阴病的症状发生在四末、膈内下。虽然张仲景没有明确指出太阳病位就是表位，少阳病病位就是半表半里，阳明病、太阴病、少阴病、厥阴病就是里证，但是《伤寒论》的行文中确实包含了这些意思。从太阳日夜盛衰的常识出发，映射到人体得出虚实、寒热的概念。表里主病位，寒热、虚实主病理。表位的病理性质表现为寒热为主，表位的虚实其根本来源是里位的虚实。里位的病理性质表现为虚、实为主，寒、热为辅。半表半里位的病理性质表现为寒、热为主，虚、实为辅。

通过对《伤寒论》原文的病证、症状、脉象进行归类，可以发现六经病与八纲证的映射关系。故说六经就是八纲，八纲就是六经。六经突出"气"在不同病位（时位）的流变，八纲突出"气"在刻下（实时）流变状态。今引用《伤寒论使用手册》（王辉武主编）中"类八纲"部分以说明六经病与八纲证的对应，括号中的阿拉伯数字是宋版《伤寒论》原文的条文编号，相应的条文分别描述六经病的病情而能定病位于六经，并且它们分别带有表、里、寒、热、阴、阳的字样，而能归属于八纲病理性质。

表

表邪。反以桂枝，欲攻其表。（29）

表证。表未解也。（34）

表证。病在表。（51）

指表层。阳气怫郁在表。（48）

表证。表证仍在。（46）

表证。仍在表也。（56）

表证。无表证。（61）

表证。有表里证。（74）

表证。急当救表。（91）

表证。以此表里俱虚……表和故也。（91）

表证。表证仍在。（124）

表证。表未解也。（134）

表证。必有表。（148）

表证。表解者……此表解里未和也。（153）

体表。表里俱虚。（153）

表证。表里不解者。（163）

表证。表未解也……当先解表，表解乃可攻痞，解表。（164）

指体表。表里俱热。（168）

表证。其表不解……无表证者。（170）

指体表。此以表有热。（176）

皮肤腠理疏松。以表虚里实故也。（217）

皮肤腠理疏松。表虚里实。（218）

指体表。表热里寒。（225）

表证。表未解也。（234）

表证。不可攻表。（264）

表证。乃攻其表。（372）

外

表证。外已解也。（37）

表证。太阳病，外证未解。（42）

表证。外证未解，不可下。（44）

表证。浮为在外……故在外，当须解外则愈。（45）

一般用语，与"里"相对。卫行脉外。（53）

卫气之代称。外不谐。（53）

体表症状。先宜服小柴胡汤以解外。（104）

表证。其外不解者。（106）

表证。外证未去者。（146）

表证。不得复有外证……半在外也。（148）

表证。外证未除。（163）

外在证，非表证。阳明病外证云何。（182）

表证。此外欲解……外未解也。（208）

一般用语，与"里"相对。津液外出。（213）

指体表。其外有热。（228）

体表症状。外不解。（231）

体表。里寒外热。（317）

体表。里寒外热。（370）

体表。其人外气怫郁。（380）

表证。和解其外。（387）

体表。内寒外热。（389）

里

人体内部。此里虚。（49）

里证。知不在里。（56）

里证。有表里证。（74）

里证。急当救里……救里宜。（91）

里证。当救其里。（92）

里证。以此表里俱虚……里未和。（93）

人体内部。瘀热在里故也。（124）

人体内部。必苦里急也。（127）

人体内部。热结在里。（136）

里证；人体内部。复有里也……亦在里也……悉入在里，此为半在里。（148）

人体内部。紧反入里。（151）

里证。里未和也。（152）

人体内部。表里俱虚。（153）

里证。表里不解者。（163）

人体内部。热结在里……表里俱热（。168）

人体内部。表有热，里有寒。（176）

人体内部。以表虚里实故也。（217）

里证。可攻里也。（208）

里证。里虚也。（214）

人体内部。沉为在里……表虚里实。（218）

人体内部。表寒里热。（225）

人体内部。以为瘀热在里。（236）

人体内部。为阳绝于里。（245）

人体内部。以寒湿在里。（259）

人体内部。瘀热在里。（262）

里证。病为在里。（285）

人体内部。里寒外热。（317）

人体内部。里有热。（350）

人体内部。里寒外热。（370）

里证。先温其里……温里。（372）

人体内部。少腹里急。（392）

内

里证。阳明内结。（30）

里证。内实。（105）

一般用语，与"外"相对。此为吐之内烦也。（121）

一般用语，与"外"相对。膈内拒痛。（134）

里证。内实。（181）

人体内部。津液内竭。（233）

人体内部。内寒外热。（389）

寒

寒冷。发热恶寒者……无热恶寒者。（7）

寒冷。发汗则寒栗而振。（87）

寒证。病人有寒。（89）

寒邪。针处被寒。（117）

寒饮。此本有寒分也。（139）

寒证。寒实结胸。（141）

寒冷。续得寒热。（144）

寒痰之邪。此为胸有寒也。（166）

应为"热"，作热邪解。里有寒。（176）

寒证。表热里寒。（225）

寒邪。以寒湿在里不解故也。（259）

寒证。于寒湿中求之。（259）

寒证。以其脏有寒故也。（277）

寒证。以下焦虚有寒。（282）

寒证。里寒外热。（317）

寒冷。身反不恶寒。（317）

寒邪。若膈上有寒饮。（324）

寒冷。手足寒。（324）

寒证。脉迟为寒。（333）

寒冷。寒多热少。（342）

寒证。若其人内有久寒者。（352）

寒证。本自寒下……寒格。（359）

寒证。里寒外热。（370）

寒冷。胃中寒冷。（380）

寒证。寒多不用水者。（386）

寒证。内寒外热。（389）

寒邪。胸上有寒。（396）

寒证。寒者。（理中丸方后注）

热

热证。发热恶寒……无热恶寒。（7）

热证。发热恶寒，热多寒少……面色反有热色者。（23）

热证。头痛有热者。（56）

热邪。以有热也。（105）

热邪。热结膀胱。（106）

热邪。大热入胃，胃中水竭。（110）

热邪。邪风被火热。（111）

发热。脉浮热甚。（115）

热邪。数为热……数为客热。（122）

热邪。以热在下焦。（124）

热邪。瘀热在里故也。（124）

热邪。热入因作结胸。（131）

热证。数则为热。（134）

热邪。结胸热实。（135）

热邪。热结在里。（136）

热邪。其热被劫不得去。（141）

热证。无热证者。（141）

热邪。此为热入血室。（143）

热邪。此为热入血室。（144）

热邪。此为热入血室。（145）

热邪。此非热结。（158）

热邪。热结在里。（168）

热证。表里俱热。（168）

热邪。胸中有热。（173）

热邪。此为热入血室。（216）

热证。表热里寒。（225）

热证。心中疼热。（326）

热证。其外有热。（228）

热邪。此为瘀热在里。（236）

热邪。胃气生热。（246）

热邪。必协热便脓血也。（258）

热邪。合热。（257）

热邪。瘀热在里。（262）

热邪。以热在膀胱。（293）

热证。里寒外热。（317）

热邪。此为热气有余。（332）

热邪。彻其热……复除其热。（333）

热证。必发热，前热者。（335）

热证。热亦深……热亦微。（335）

热证。热亦五日……以热五日。（336）

热邪。热少……此热除也。（339）

热证。复热四日……热多者……热不除者。（341）

热证。寒多热少。（342）

热邪。里有热。（350）

热邪。以有热故也。（367）

热证。里寒外热。（370）

热邪。热利。（371）

热邪。以有热故也。（373）

非指阳热，是相对寒而言。热多。（386）

热证。里寒外热。（389）

虚

不足。此阴阳俱虚。（23）

不足。此里虚。（49）

不足。虚则两胫挛。（30）

不足。此内外俱虚故也。（60）

不足。虚故也。（68）

不足。虚故也。（70）

不足。此重发汗，虚故如此。（75）

不足。以此表里俱虚。（93）

不足。阴阳俱虚竭。（111）

虚证。实以虚治。（115）

虚证。追虚逐实。（116）

不足。此胃中虚冷。（122）

不足。数则为虚……胃中空虚。（134）

不足。表里俱虚。（135）

不足。但以胃中虚。（158）

不足。胃中虚冷故也；以其人本虚。（194）

不足。此以久虚故也。（196）

虚证。虚则郑声。（210）

不足。此表虚里实故也。（217）

不足。表虚里实。（218）

不足。胃中空虚。（221）

不足。若胃中虚冷。（226）

不足。虚故饮水自救……以下焦虚有寒。（282）

不足。阳已虚。（286）

不足。虚家亦然。（330）

不足。下虚故也。（366）

非虚弱，为无实也。为虚烦也。（375）

不足。极虚。（380）

不足。新虚。（391）

不足。虚羸少气。（397）

不足。遂虚。（大青龙汤方后注）

不足。诸亡血虚家。（瓜蒂散方后注）

不足。虚弱家及产妇。（桂枝附子去桂加白术汤方后注）

实

实证。实也。（70）

实证。实也。（104）

实证。此为内实也。（105）

实证。此为实。实以虚治。（115）

实证。追虚逐实。（116）

实邪。结胸热实。（135）

实邪。寒实结胸。（141）

实邪。随其实而取之。（143）

实证。胃家实……胃中燥烦实。（179）

实证。胃家实。（180）

实邪。内实。（181）

实证。夫实则谵语。（210）

实邪。随其实则泻之。（216）

实证。以表虚里实故也。（217）

实证。表虚里实。（218）

有力之脉。脉实者。（240）

实证。此为实也。（252）

不虚。以脾家实。（278）

实邪。大实痛者。（279）

阴

按脉沉取。阴阳俱紧者。（3）

指尺部之脉。脉阴阳俱浮。（6）

相对于阳而言。发于阴也……发于阴……阴数六故也。（7）

营血或尺脉重按。阴弱者。（12）

指里。此阴阳俱虚。（23）

指尺脉。脉阴阳俱停……但阴脉微者。（94）

按脉沉取。阴脉弦。（100）

胃气虚或内无实邪。病发于阴。（131）

代表津液。阴虚小便难，阴阳俱虚竭。（111）

里也。假令纯阴结……阴不得有汗。（248）

里也，虚寒也。阴阳气并竭，无阳则阴独。（153）

阴茎缩入。入阴筋者。（167）

血也。芤为阴。（246）

里也。阳去入阴故也。（269）

里也。三阴当受邪……此为三阴不受邪也。（270）

按脉沉取。阳微阴涩而长者。（274）

指尺脉。阴浮者。（290）

相对于阳而言。阴阳气不相顺接。（337）

阴寒。有阴无阳故也。（346）

里也。至阴经上，转入阴必利。（384）

阳

指寸脉或浮取。阴阳俱紧者。（3）

指寸脉。阴阳俱浮。（6）

相对于阴而言。发于阳也……发于阳……以阳数七故也。（7）

寸脉轻按即得。阳浮。（12）

表也。此阴阳俱虚。（23）

阳气虚。此无阳也。（27）

阳气。以复其阳。（29）

阳气。亡阳故也……夜半阳气还。（30）

阳气。阳气重故也。（46）

阳气。阳气怫郁在表。（48）

相对于阴而言。阴阳自和者。（58）

指寸脉。脉阴阳俱停。（94）

按脉浮取。阳脉涩。（100）

热也。两阳相熏灼……阳盛则欲衄。（111）

阳气也。阴阳俱虚竭。（111）

阳气。亡阳。（112）

阳气。令阳气微。（122）

相对于阴而言。无阳证。（130）

热也。病发于阳。（131）

热也。阳气内陷。（134）

表也。病在阳。（141）

阳气。此为阳微结……为阳微。（148）

表也。阴阳气并竭，无阳则阴独。（153）

阳气。亡其阳。（211）

指太阳、阳明、少阳。三阳合病。（219）

指太阳、阳明。二阳并病。（220）

脉浮也。脉阳微……阳脉实。（245）

燥热。为阳绝于里。（245）

里热亢盛。浮为阳……其阳则绝。（246）

指太阳、阳明、少阳。三阳合病。（268）

表邪也。此为阳去入阴故也。（269）

指太阳、阳明、少阳。三阳为尽。（270）

脉浮取。阳微阴涩而长者。（274）

指寸脉。病人脉阴阳俱紧。（283）

阳气。亡阳也。（283）

阳气。亡阳故也。阳已虚。（286）

指寸脉。脉阳微阴浮者。（290）

阳气。阴阳气不相顺接。（337）

阳气。阳气退。（342）

阳气。有阴无阳故也。（346）

阳气。汗多亡阳。（大青龙汤方后注）

六经辨病通过辨别"气"在病位的流转而覆盖中医热病的全部疾病谱，也可以扩大地说覆盖全部的中医疾病谱。八纲辨证是运用阴阳思维，从正邪盛衰、表里病位、寒热虚实病理等不同的角度，认识人体实时的阴阳失衡。从正、邪的角度，八纲重点辨正气是否不足，以定虚实，决定或攻或补的治法。从病位的角度，八纲重点辨表证是否存在，没有表证的疾病状态即是里证，决定采取解表或治里的方法。从病理性质的角度，八纲需要辨别寒热、虚实，得出证的结论，再决定采取相应的温、清、攻、补的治法。寒热虚实是八纲辨证的核心。表里病位的辨别是在疾病的深浅上作区别，虽然也很重要，但是尚不处在证的核心地位。辨寒、热、虚、实起到辨证论治的统帅作用。表位或里位不足以称"证"。如果赋予"表里"表证或里证的意义，则必然要判断出寒、热、虚、实的病理性质。表证、里证必然是"表里"病位与"寒、热、虚、实"病性的复合体。不存在没有"寒、热、虚、实"性质的表证或里证。

阴阳思维擅长整体的、直觉的分辨成对概念的性质。表里、寒热、虚实、燥湿、气血等，都是成对的概念。"表里"是来源于直观的直觉概念，有明显的实体结构，容易用阴阳思维进行分辨。"寒热"没有实体结构，但是容易用阴阳思维形成直觉概念。"虚实"与实体有关，但是难以对应明确的实体结构。它们需要与"气"这种"流动的实体"联系起来。"气"在成对的概念之外，思维可以直觉到"气"的存在并分辨大致的强弱。"气－阴阳"结合起来，才便于形成"虚实"的直觉概念。

当我们把气理解为"流动的实体"时，那么"虚、实"是实体的量变。人体在疾病状态下，"气"的量变主要表现为"正气亏虚"，"邪气旺盛"。所谓"邪之所凑，其气必虚"。正虚是邪实的前提。因虚而致实，在疾病的某个阶段"邪实"可以占据主要矛盾，而处于治疗的重点。"正虚"始终是疾病的基本矛盾，扶正意识应该贯穿在治疗的全过程。虚、实的实际意义主要体现在正邪斗争过程中"气"的量变。这种量变可以表现为人体力的强弱、躯体的瘦小或强壮、精神的振奋或萎靡、语声的高亢或怯弱，而被赋予虚、实的性质。

"六经病－八纲证"贯彻了"气－阴阳"的模式。六经病是"气"在三阴三阳部位的流变状态。八纲辨证运用阴阳思维分析了每一经病的表、里、寒、热、虚、实的流变趋势。六经病从表证开始。表证特指太阳病表寒证。表寒证由外感寒邪所致，必有寒的病理性质。表寒证必然具有一个或多个代表"寒"的病理性质的症状，包括恶寒、恶风、自汗、盗汗、无汗、头痛、身疼腰痛、支节疼痛、项背疼痛、身重、身肿、烦躁、咳逆、喘息、短气、气上冲、痒等。单纯的表寒证仅仅见于外感寒邪的初始期，通常只有恶寒、头项强痛等症状，在此阶段往往不用药物治疗，患者也会有机会自然痊愈。一旦出现反映热、虚、实的病理性质的症状，如发热（热）、汗出（虚）、支节疼痛（实）等症状则表证已经兼夹里证，往往需要用药治疗，以防病情进一步加重。故桂枝汤证（表寒虚证）、麻黄汤证（表寒实证），严格地说不属于单纯的表寒证，是需要药物治疗的表里俱病的状态。

为了更清楚地展现六经病－八纲证的模式，进一步理解"气－阴阳"在流变中的平衡。现根据《伤寒论》原文，以意象和时象两种方式分类六经病。以八纲和方证两种方式分类证候。

对于"病"的概念，要从两个方面进行体会：①注意"气"流动所产生的症状和脉象变化的意象；②注意时象推移过程中太阳起落冷暖变化的意象，由此理解六经病的推进程序。

对于"证"的概念，要从两个方面进行体会：①注意表、里、寒、热、虚、实八纲多维组合的意象；②注意以方测证，以证解释方药。以经方药物表、里、寒、热、虚、实的性质来证明"证"。以证的八纲性质来理解方药的性质。

对于时象说明如下：

太阳病欲解时，从巳（9～11时）至未（13～15时）上，中位时间为阳光最盛的午时（11～13时）。

阳明病欲解时，从申（15～17时）至戌（19～21时）上，中位时间为阳光由盛转衰的酉时（17～19时）。

少阳病欲解时，从寅（3～5时）至辰（7～9时）上，中位时间为阳光初现的卯时（5～7时）。

太阴病欲解时，从亥（21～23时）至丑（1～3时）上，中位时间为由夜转晨阳气初起的子（23～1时）时。

少阴病欲解时，从子（23～1时）至寅（3～5时）上，中位时间为阳气逐渐增长的丑时（1～3时）。

厥阴病欲解时，从丑（1～3时）至卯上（5～7时）上，中位时间为黎明前太阳将升未升的寅时（3～5时）。

每经欲解时各占三个时辰（6个小时），每经病又都有一个中位时辰分别是子、午、卯、酉、丑、寅，其中子、午、卯、酉为四方正位昼夜阴阳转化的关键时刻，丑、寅是阴气渐衰、阳气初生渐盛的关键时刻。"欲解时"在天人合一的观念下体现了人体的阴阳与天地阴阳的相应。

注意欲解时是指正邪斗争进入转化的阶段，病情可能向痊愈和加剧两个不同的方向转化。

以下按照六经病－八纲证得出整理编排《伤寒论》的新模式。

某篇

某病的定义。

某病的症状和脉象的意象（某病提纲）。

某病的欲解时象。

某病证的阴、阳、表、里、寒、热、虚、实的变化情形。

方证中"方"和"证"的相互证明。

《伤寒论》整理编排的新模式 [] 内的阿拉伯数字为宋版《伤寒论》条文编号：

一、太阳篇

（一）太阳病的定义

"气"流转在太阳病位的疾病状况。

（二）太阳病的症状和脉象的意象（太阳病提纲）

太阳之为病，脉浮，头项强痛而恶寒。[1]

（三）太阳病的欲解时象

太阳病欲解时，从巳至未上。[9]

（四）太阳病证的阴、阳、表、里、寒、热、虚、实的变化情形

太阳病，头痛至七日以上自愈者，以行其经尽故也。若欲作再经者，针足阳明，使经不传则愈。[8]

风家，表解而不了了者，十二日愈。[10]

太阳病，脉浮紧，发热，身无汗，自衄者，愈。[47]

微数之脉，慎不可灸，因火为邪，则为烦逆。追虚逐实，血散脉中，火气虽微，内攻有力，焦骨伤筋，血难复也。脉浮，宜以汗解之，用火灸之，邪无从出，因火而盛，病从腰以下必重而痹，名火逆也。欲自解者，必当先烦，烦乃有汗而解。何以知之？脉浮，故知汗出解。[116]

伤寒一日，太阳受之，脉若静者，为不传；颇欲吐，若躁烦，脉数急者，为传也。[4]

伤寒二三日，阳明、少阳证不见者，为不传也。[5]

咽喉干燥者，不可发汗。[83]

淋家，不可发汗，发汗必便血。[84]

疮家，虽身疼痛，不可发汗，汗出则痉。[85]

衄家，不可发汗，汗出必额上陷脉急紧，直视不能眴，不得眠。[86]

亡血家，不可发汗，发汗则寒栗而振。[87]

病人有寒，复发汗，胃中冷，必吐蛔。[89]

形作伤寒，其脉不弦紧而弱，弱者必渴。被火者必谵语。弱者，发热脉浮，解之当汗出愈。[113]

脉浮数者，法当汗出而愈。若下之，身重、心悸者，不可发汗，当自汗出乃解。所以然者，尺中脉微，此里虚，须表里实，津液自和，便自汗出愈。[49]

脉浮紧者，法当身疼痛，宜以汗解之。假令尺中迟者，不可发汗。何以知然？以荣气不足，血少故也。[50]

若酒客病，不可与桂枝汤，得之则呕，以酒客不喜甘故也。[17]

凡服桂枝汤吐者，其后必吐脓血也。[19]

三阳合病，脉浮大，上关上，但欲眠睡，目合则汗。[268]

未持脉时，病人手叉自冒心，师因教试令咳而不咳者，此必两耳聋无闻也。所以然者，以重发汗，虚故如此。发汗后，饮水多必喘，以水灌之亦喘。[75]

病人脉数，数为热，当消谷引食，而反吐者，此以发汗，令阳气微，膈气虚，脉乃数也。数为客热，不能消谷。以胃中虚冷，故吐也。[122]

太阳病，小便利者，以饮水多，必心下悸 [127]

小便少者，必苦里急也。[127]

凡病，若发汗、若吐、若下，若亡血、亡津液，阴阳自和者，必自愈。[58]

问曰：病有结胸，有藏结，其状何如？答曰：按之痛，寸脉浮，关脉沉，名曰结胸也。[128]

何为藏结？答曰：如结胸状，饮食如故，时时下利，寸脉浮，关脉小细沉紧，名曰脏结。舌上白胎滑者。难治。[129]

脏结无阳证，不往来寒热。其人反静，舌上胎滑者，不可攻也。[130]

病胁下素有痞，连在脐傍，痛引少腹，入阴筋者，此名脏结，死。[167]

太阳少阳并病，而反下之，成结胸，心下硬，下利不止，水浆不下，其人心烦。[150]

结胸证，其脉浮大者，不可下，下之则死。[132]

结胸证悉具，烦躁者亦死。[133]

脉浮而紧，而复下之，紧反入里，则作痞。按之自濡，但气痞耳。[151]

凡用栀子汤，病人旧微溏者，不可与服之。[81]

太阳病，二三日，不能卧，但欲起，心下必结，脉微弱者，此本有寒分也。反下之，若利止，必作结胸；未止者，四日复下之，此作协热利也。[139]

太阳病，下之，其脉促。不结胸者，此为欲解也。脉浮者，必结胸。脉紧者，必咽痛。脉弦者，必两胁拘急。脉细数者，头痛未止。脉沉紧者，必欲呕。脉沉滑者，协热利。脉浮滑者，必下血。[140]

得病六七日，脉迟浮弱，恶风寒，手足温。医二三下之，不能食，而胁下满痛，面目及身黄，颈项强，小便难者，与柴胡汤，后必下重。本渴饮水而呕者，柴胡汤不中与也。食谷者哕。[98]

本发汗，而复下之，此为逆也。若先发汗，治不为逆。本先下之，而反汗之，为逆。若先下之，治不为逆。[90]

太阳病，先下而不愈，因复发汗，以此表里俱虚，其人因致冒，冒家汗出自愈。所以然者，汗出表和故也。里未和，然后复下之。[93]

下之后，复发汗，必振寒，脉微细。所以然者，以内外俱虚故也。[60]

大下之后，复发汗，小便不利者，亡津液故也。勿治之，得小便利，必自愈。[59]

太阳病，当恶寒发热，今自汗出，反不恶寒发热，关上脉细数者，以医吐之过也。一二日吐之者，腹中饥，口不能食；三四日吐之者，不喜糜粥，欲食冷食，朝食暮吐，以医吐之所致也。此为小逆。[120]

伤寒吐下后，发汗，虚烦，脉甚微，八九日心下痞硬，胁下痛，气上冲咽喉，眩冒，经脉动惕者，久而成痿。[160]

太阳病吐之，但太阳病当恶寒，今反不恶寒，不欲近衣，此为吐之内烦也。[121]

太阳病三日，已发汗，若吐、若下、若温针，仍不解者，此为坏病，桂枝不中与之也。观其脉症，知犯何逆，随证治之。桂枝本为解肌，若其人脉浮紧，发热汗不出者，不可与之也。常须识此，勿令误也。[16]

脉浮热甚，而反灸之，此为实，实以虚治，因火而动，必咽燥吐血。[115]

太阳病，以火熏之，不得汗，其人必躁，到经不解，必清血，名为火邪。[114]

太阳伤寒者，加温针必惊也。[119]

太阳病二日，反躁，凡熨其背而大汗出。大热入胃，大汗出，火气入胃。胃中水竭，躁烦必发谵语；十余日，振栗自下利者，此为欲解也。故其汗从腰以下不得汗，欲小便不得，反呕，欲失溲，足下恶风，大便硬，小便当数，而反不数及不多。大便已，头卓然而痛，其人足心必热，谷气下流故也。[110]

太阳病中风，以火劫发汗，邪风被火热，血气流溢，失其常度。两阳相熏灼，其身发黄，阳盛则欲衄，阴虚小便难，阴阳俱虚竭，身体则枯燥，但头汗出，剂颈而还，腹满微喘，口干咽烂，或不大便。久则谵语，甚则至哕，手足躁扰，捻衣摸床；小便利者，其人可治。[111]

（五）方证中"方"和"证"的相互证明

1. 桂枝汤证（八纲辨证：表寒虚证）

太阳中风，阳浮而阴弱，阳浮者，热自发，阴弱者，汗自出，啬啬恶寒，淅淅恶风，翕翕发热，鼻鸣干呕者，桂枝汤主之。[12]

太阳病，头痛发热，汗出恶风，桂枝汤主之。[13]

太阳病，外证未解，脉浮弱者，当以汗解，宜桂枝汤。[42]

太阳病，外证未解，不可下也，下之为逆，欲解外者，宜桂枝汤。[44]

病常自汗出者，此为荣气和，荣气和者，外不谐，以卫气不共荣气谐和故尔。以荣行脉中，卫行脉外。复发其汗，荣卫和则愈，宜桂枝汤。[53]

病人脏无他病，时发热自汗出而不愈者，此卫气不和也，先其时发汗则愈，宜桂枝汤。[54]

太阳病，发热汗出者，此为荣弱卫强，故使汗出，欲救邪风者，宜桂枝汤。[95]

太阳病，初服桂枝汤，反烦不解者，先刺风池、风府，却与桂枝汤则愈。[24]

服桂枝汤，大汗出，脉洪大者，与桂枝汤如前法。[25]

伤寒，发汗已解，半日许复烦，脉浮数者，可更发汗，宜桂枝汤。[57]

太阳病，下之后，其气上冲者，可与桂枝汤，方用前法。若不上冲者，不得与之。[15]

太阳病，先发汗不解，而复下之，脉浮者不愈。浮为在外，而反下之，故令不愈；今脉浮，故在外。当须解外则愈，宜桂枝汤。[45]

2. 麻黄汤证（八纲辨证：表寒实证）

太阳病，头痛发热，身疼腰痛，骨节疼痛，恶风无汗而喘者，麻黄汤主之。[35]

脉浮者，病在表，可发汗，宜麻黄汤。[51]

脉浮而数者，可发汗，宜麻黄汤。[52]

太阳病，脉浮紧，无汗发热，身疼痛，八九日不解，表证仍在，此当发其汗。服药已微除，其人发烦目瞑，剧者必衄，衄乃解。所以然者，阳气重故也。麻黄汤主之。[46]

伤寒，脉浮紧，不发汗，因致衄者，麻黄汤主之。[55]

太阳病，十日以去，脉浮细而嗜卧者，外已解也。设胸满胁痛者，与小柴胡汤。脉但浮者，与麻黄汤。[37]

太阳与阳明合病，喘而胸满者，不可下，宜麻黄汤。[36]

3. 葛根汤证（八纲辨证：表寒热证）

太阳与阳明合病者，必自下利，葛根汤主之。[32]

4. 葛根加半夏汤证（八纲辨证：表寒热证）

太阳与阳明合病，不下利，但呕者，葛根加半夏汤主之。[33]

5. 黄芩汤证（八纲辨证：虚热证）

太阳与少阳合病，自下利者，与黄芩汤。[172]

6. 黄芩加半夏生姜汤证（八纲辨证：虚热证）

若呕者，黄芩加半夏生姜汤主之。[172]

7. 白虎汤证（八纲辨证：热证）

三阳合病，腹满身重，难以转侧，口不仁，面垢。谵语，遗尿。发汗则谵语，下之则额上生汗，手足逆冷。若自汗出者，白虎汤主之。[219]

8. 桂枝二越婢一汤证（八纲辨证：表寒热虚实证）

太阳病，发热恶寒，热多寒少，脉微弱者，此无阳也，不可发汗，宜桂枝二越婢一汤。[27]

9. 桂枝麻黄各半汤证（八纲辨证：表寒虚实证）

太阳病，得之八九日，如疟状，发热恶寒，热多寒少，其人不呕，清便欲自可，一日二三度发，脉微缓者，为欲愈也。脉微而恶寒者，此阴阳俱虚，不可更发汗、更下、更吐也。面色反有热色者，未欲解也，以其不能得小汗出，身必痒，宜桂枝麻黄各半汤。[23]

10. 大青龙汤证（八纲辨证：表寒热虚实证）

太阳中风，脉浮紧，发热恶寒，身疼痛，不汗出而烦躁者，大青龙汤主之。若脉微弱，汗出恶风者，不可服之，服之则厥逆，筋惕肉瞤，此为逆也。大青龙汤方。[38]

伤寒，脉浮缓，身不疼、但重，乍有轻时，无少阴证者，大青龙汤发之。[39]

11.小青龙汤证（八纲辨证：表寒虚实证）

伤寒表不解，心下有水气，干呕，发热而咳，或渴，或利，或噎，或小便不利、少腹满，或喘者，小青龙汤主之。[40]

伤寒，心下有水气，咳而微喘，发热不渴。服汤已渴者，此寒去欲解也。小青龙汤主之。[41]

12.十枣汤证（八纲辨证：里虚实证）

太阳中风，下利，呕逆，表解者，乃可攻之。其人漐漐汗出，发作有时，头痛，心下痞硬满，引胁下痛，干呕短气，汗出不恶寒者，此表解里未和也，十枣汤主之。[152]

13.四逆汤证（八纲辨证：里虚寒证）

伤寒，医下之，续得下利，清谷不止，身疼痛者，急当救里；后身疼痛，清便自调者，急当救表。救里宜四逆汤，救表宜桂枝汤。[91]

病发热头痛，脉反沉，若不差，身体疼痛，当救其里。四逆汤方。[92]

14.调胃承气汤证（八纲辨证：里实虚证）

太阳病未解，脉阴阳俱停。必先振慄汗出而解。但阳脉微者，先汗出而解。但阴脉微者，下之而解。若欲下之，宜调胃承气汤。[94]

若胃气不和，谵语者，少与调胃承气汤[29]

发汗后，恶寒者，虚故也。不恶寒，但热者，实也，当和胃气，与调胃承气汤。[70]

太阳病，过经十余日，心下温温欲吐，而胸中痛，大便反溏，腹微满，郁郁微烦。先此时自极吐下者，与调胃承气汤。若不尔者，不可与。但欲呕，胸中痛，微溏者，此非柴胡汤证，以呕故知极吐下也。[123]

15.小建中汤证（八纲辨证：里虚证）

伤寒二三日，心中悸而烦者，小建中汤主之。[102]

16. 炙甘草汤证（八纲辨证：阴阳两虚证）

伤寒脉结代，心动悸，炙甘草汤主之。[177]

17. 桂枝二麻黄一汤证（八纲辨证：表寒虚实证）

若形似疟，一日再发者，汗出必解，宜桂枝二麻黄一汤。[25]

18. 白虎加人参汤证（八纲辨证：虚热证）

服桂枝汤，大汗出后，大烦渴不解，脉洪大者，白虎加人参汤主之。[26]

19. 桂枝去桂加茯苓白术汤证（八纲辨证：虚实热证）

服桂枝汤，或下之，仍头项强痛，翕翕发热，无汗，心下满微痛，小便不利者，桂枝去桂加茯苓白术汤主之。[28]

20. 甘草干姜汤证（八纲辨证：阳虚寒证）

伤寒脉浮，自汗出，小便数，心烦，微恶寒，脚挛急，反与桂枝欲攻其表，此误也；得之便厥，咽中干，烦躁，吐逆者，作甘草干姜汤与之，以复其阳[29]。

21. 芍药甘草汤证（八纲辨证：阴虚证）

若厥愈足温者，更作芍药甘草汤与之，其脚即伸[29]。

22. 四逆汤证（八纲辨证：阳虚寒证）

若重发汗，复加烧针者，四逆汤主之。[29]

23. 桂枝去芍药汤证（八纲辨证：虚证）

太阳病，下之后，脉促，胸满者，桂枝去芍药汤主之。[21]

24. 桂枝去芍药加附子汤证（八纲辨证：表寒阳虚证）

若微寒者，桂枝去芍药加附子汤主之。[22]

25. 桂枝加芍药生姜各一两人参三两新加汤证（八纲辨证：表寒阴阳两虚证）

发汗后，身疼痛，脉沉迟者，桂枝加芍药生姜各一两人参三两新加汤主之。[62]

26. 桂枝甘草汤证（八纲辨证：表寒阳虚证）

发汗过多，其人叉手自冒心，心下悸，欲得按者，桂枝甘草汤主之。[64]

27. 真武汤证（八纲辨证：虚实证）

太阳病发汗，汗出不解，其人仍发热，心下悸，头眩，身𤏉动，振振欲擗地者，真武汤主之。[82]

28. 茯苓桂枝甘草大枣汤证（八纲辨证：虚实证）

发汗后，其人脐下悸者，欲作奔豚，茯苓桂枝甘草大枣汤主之。[65]

29. 厚朴生姜半夏甘草人参汤证（八纲辨证：虚实证）

发汗后，腹胀满者，厚朴生姜半夏甘草人参汤主之。[66]

30. 芍药甘草附子汤证（八纲辨证：阳虚证）

发汗，病不解，反恶寒者，虚故也，芍药甘草附子汤主之。[68]

31. 麻黄杏仁甘草石膏汤证（八纲辨证：里热证）

发汗后，不可更行桂枝汤，汗出而喘，无大热者，可与麻黄杏仁甘草石膏汤。[63]

下后，不可更行桂枝汤，若汗出而喘，无大热者，可与麻黄杏子甘草石膏汤。[162]

32. 栀子豉汤证（八纲辨证：虚热证）

发汗后，水药不得入口为逆，若更发汗，必吐下不止。发汗、吐下后，虚烦不得眠，若剧者，必反复颠倒。心中懊憹。栀子豉汤主之[76]

发汗，若下之，而烦热、胸中窒者，栀子豉汤主之。[77]

伤寒五六日，大下之后，身热不去，心中结痛者，未欲解也，栀子豉汤主之。[78]

33. 栀子甘草豉汤证（八纲辨证：虚热证）

若少气者，栀子甘草豉汤主之[76]

34. 栀子生姜豉汤证（八纲辨证：寒热虚证）

若呕者，栀子生姜豉汤主之。[76]

35. 栀子厚朴汤证（八纲辨证：热实证）

伤寒下后，心烦腹满，卧起不安者，栀子厚朴汤主之。[79]

36. 栀子干姜汤证（八纲辨证：热虚寒证）

伤寒，医以丸药大下之，身热不去，微烦者，栀子干姜汤主之。[80]

37. 旋覆代赭汤证（八纲辨证：虚实证）

伤寒发汗，若吐，若下，解后，心下痞硬，噫气不除者，旋覆代赭汤主之。[161]

38. 茯苓桂枝白术甘草汤证（八纲辨证：虚实证）

伤寒，若吐，若下后，心下逆满，气上冲胸，起则头眩，脉沉紧，发汗则动经，身为振振摇者，茯苓桂枝白术甘草汤主之。[67]

39. 桃核承气汤证（八纲辨证：里热实证）

太阳病不解，热结膀胱，其人如狂，血自下，下者愈。其外不解者，尚未可攻，当先解其外；外解已，但少腹急结者，乃可攻之，宜桃核承气汤。[106]

40. 抵当汤证（八纲辨证：表寒里热实证）

太阳病六七日，表证仍在，脉微而沉，反不结胸，其人发狂者，以热在下焦，少腹当硬满，小便自利者，下血乃愈。所以然者，以太阳随经，瘀热在里故也，抵当汤主之。[124]

太阳病，身黄，脉沉结，少腹硬；小便不利者，为无血也；小便自利，其人如狂者，血证谛也，抵当汤主之。[125]

41. 抵当丸证（八纲辨证：里热实证）

伤寒有热，少腹满，应小便不利，今反利者，为有血也，当下之，不可余药，宜抵当丸。[126]

42. 大陷胸丸证（八纲辨证：热实证）

病发于阳，而反下之，热入因作结胸；病发于阴，而反下之。因作痞也。所以成结胸者，以下之太早故也。结胸者，项亦强，如柔痉状，下之则和，宜大陷胸丸。[131]

43. 大陷胸汤证（八纲辨证：热实证）

太阳病，脉浮而动数，浮则为风，数则为热，动则为痛，数则为虚，头痛发热，微盗汗出，而反恶寒者，表未解也。医反下之，动数变迟，膈内拒痛。胃中空虚，客气动膈，短气躁烦，心中懊侬，阳气内陷，心下因硬，则为结胸，大陷胸汤主之。若不结胸，但头汗出，余处无汗，剂颈而还，小便不利，身必发黄。[134]

伤寒六七日，结胸热实，脉沉而紧，心下痛，按之石硬者，大陷胸汤主之。[135]

伤寒十余日，热结在里，复往来寒热者，与大柴胡汤；但结胸，无大热者，此为水结在胸胁也，但头微汗出者，大陷胸汤主之。[136]

太阳病，重发汗而复下之，不大便五六日，舌上燥而渴，日晡所小有潮热。从心下至少腹，硬满而痛不可近者，大陷胸汤主之。[137]

44. 小陷胸汤证（八纲辨证：热实证）

小结胸病，正在心下，按之则痛，脉浮滑者，小陷胸汤主之。[138]

45. 文蛤散证（八纲辨证：寒实证）

病在阳，应以汗解之，反以冷水潠之，若灌之，其热被劫不得去，弥更益烦，肉上粟起，意欲饮水，反不渴者，服文蛤散。[141]

46. 五苓散证（八纲辨证：虚实证）

若不差者，与五苓散。[141]

本以下之，故心下痞。与泻心汤，痞不解。其人渴而口燥烦，小便不利者，五苓散主之。[156]

太阳病，发汗后，大汗出，胃中干，烦躁不得眠，欲得饮水者，少少与饮之，令胃气和则愈。若脉浮，小便不利，微热，消渴者五苓散主之。[71]

发汗已，脉浮数，烦渴者，五苓散主之。[72]

伤寒，汗出而渴者，五苓散主之。[73]

中风发热，六七日不解而烦，有表里证，渴欲饮水，水入则吐者，名曰水逆，五苓散主之。[74]

47. 茯苓甘草汤证（八纲辨证：虚实证）

不渴者，茯苓甘草汤主之。[73]

48. 三物小陷胸汤证（八纲辨证：寒实证）

寒实结胸，无热证者，与三物小陷胸汤。[141]

49. 白散证（八纲辨证：寒实证）

白散亦可服。[141]

50. 大黄黄连泻心汤证（八纲辨证：热证）

心下痞，按之濡，其脉关上浮者，大黄黄连泻心汤主之。[154]

伤寒大下后，复发汗，心下痞，恶寒者，表未解也。不可攻痞，当先解表，表解乃可攻痞。解表宜桂枝汤，攻痞宜大黄黄连泻心汤。[164]

51. 附子泻心汤（八纲辨证：阳虚热证）

心下痞，而复恶寒汗出者，附子泻心汤主之。[155]

52. 半夏泻心汤证（八纲辨证：寒热虚证）

蒸蒸而振，却发热汗出而解。若心下满而硬痛者，此为结胸也，大陷胸汤主之。但满而不痛者，此为痞，柴胡不中与之，宜半夏泻心汤。[149]

53. 生姜泻心汤证（八纲辨证：寒热虚证）

伤寒，汗出解之后，胃中不和，心下痞硬，干噫食臭，胁下有水气，腹中雷鸣下利者，生姜泻心汤主之。[157]

54. 甘草泻心汤证（八纲辨证：寒热虚证）

伤寒中风，医反下之，其人下利，日数十行，谷不化，腹中雷鸣，心下痞硬而满，干呕心烦不得安，医见心下痞，谓病不尽，复下之，其痞益甚。此非结热，但以胃中虚，客气上逆，故使硬也。甘草泻心汤主之。[158]

55. 葛根黄芩黄连汤证（八纲辨证：表热证）

太阳病，桂枝证，医反下之，利遂不止，脉促者，表未解也，喘而汗出者，葛根黄芩黄连汤主之。[34]

56. 桂枝人参汤证（八纲辨证：表虚热证）

太阳病，外证未除，而数下之，遂协热而利，利下不止，心下痞硬，表里不解者，桂枝人参汤主之。[163]

57. 禹余粮丸证（八纲辨证：虚证）

汗家，重发汗，必恍惚心乱，小便已阴疼，与禹余粮丸。[88]

58. 赤石脂禹余粮汤证（八纲辨证：虚证）

伤寒服汤药，下利不止，心下痞硬。服泻心汤已。复以他药下之，利不止；医以理中与之，利益甚。理中者，理中焦，此利在下焦，赤石脂禹余粮汤主之。复不止者，当利其小便。[159]

59. 桂枝加厚朴杏子汤证（八纲辨证：虚实证）

喘家作桂枝汤，加厚朴杏子佳。[18]

太阳病，下之，微喘者，表未解故也，桂枝加厚朴杏子汤主之。[43]

60. 桂枝甘草龙骨牡蛎汤证（八纲辨证：虚证）

火逆。下之，因烧针烦躁者，桂枝甘草龙骨牡蛎汤主之。[118]

61. 桂枝去芍药加蜀漆牡蛎龙骨救逆汤证（八纲辨证：虚证）

伤寒脉浮，医以火迫劫之，亡阳必惊狂，卧起不安者，桂枝去芍药加蜀漆牡蛎龙骨救逆汤主之。[112]

62. 桂枝加桂汤证（八纲辨证：表虚寒证）

烧针令其汗，针处被寒，核起而赤者，必发奔豚。气从少腹上冲心者，灸其核上各一壮，与桂枝加桂汤，更加桂二两也。[117]

63. 柴胡加龙骨牡蛎汤证（八纲辨证：虚实热证）

伤寒八九日，下之，胸满烦惊，小便不利，谵语，一身尽重，不可转侧者，柴胡加龙骨牡蛎汤主之。[107]

64. 干姜附子汤证（八纲辨证：阳虚证）

下之后，复发汗，昼日烦躁不得眠，夜而安静，不呕，不渴，无表证，脉沉微，身无大热者，干姜附子汤主之。[61]

65. 茯苓四逆汤证（八纲辨证：阳虚证）

发汗，若下之，病仍不解，烦躁者，茯苓四逆汤主之。[69]

66. 黄连汤证（八纲辨证：寒热虚证）

伤寒，胸中有热，胃中有邪气，腹中痛，欲呕吐者，黄连汤主之。[173]

二、阳明篇

（一）阳明病的定义

"气"流转在阳明病位的疾病状况。

（二）阳明病的症状和脉象的意象（阳明病提纲）

阳明之为病，胃家实。是也。[180]

（三）阳明病的欲解时象

阳明病欲解时，从申至戌上。[193]

（四）阳明病证的阴、阳、表、里、寒、热、虚、实的变化情形

问曰：病有太阳阳明，有正阳阳明，有少阳阳明，何谓也？答曰：太阳阳明者，脾约。是也。[179]

正阳阳明者，胃家实是也。[179]

少阳阳明者，发汗、利小便已，胃中燥、烦、实，大便难是也。[179]

问曰：阳明病外证云何？答曰：身热，汗自出，不恶寒，反恶热也。[182]

问曰：病有得之一日，不发热而恶寒者，何也？答曰：虽得之一日，恶寒将自罢，即自汗出而恶热也。[183]

问曰：恶寒何故自罢？答曰：阳明居中，主土也，万物所归，无所复传，始虽恶寒，二日自止，此为阳明病也。[184]

问曰：何缘得阳明病？答曰：太阳病，若发汗，若下，若利小便，此亡津液，胃中干燥，因转属阳明。不更衣，内实，大便难者，此名阳明也。[181]

伤寒四五日，脉沉而喘满，沉为在里，而反发其汗，津液越出，大便为难，表虚里实，久则谵语。[218]

脉阳微而汗出者，为自和也；汗出多者，为太过。阳脉实，因发其汗，出多者，亦为太过。太过者，为阳绝于里，亡津液，大便因硬也。[245]

脉浮而芤，浮为阳，芤为阴，浮芤相搏，胃气生热，其阳则绝。[246]

本太阳，初得病时，发其汗，汗先出不彻，因转属阳明也。伤寒发热，无汗，呕不能食，而反汗出濈濈然者，是转属阳明也。[185]

伤寒转系阳明者，其人濈然微汗出也。[188]

病人不大便五六日，绕脐痛、烦躁发作有时者，此有燥屎，故使不大便也。[239]

伤寒三日，阳明脉大。[186]

阳明病，脉浮而紧者，必潮热发作有时。但浮者，必盗汗出。[201]

阳明病，反无汗而小便利，二三日呕而咳，手足厥者，必苦头痛。若不咳不呕，手足不厥者，头不痛。[197]

阳明病，口燥，但欲漱水不欲咽者，此必衄。[202]

脉浮发热，口干鼻燥，能食者则衄。[227]

二阳并病，太阳初得病时，发其汗，汗先出不彻，因转属阳明，续自微汗出，不恶寒。若太阳病证不罢者，不可下，下之为逆，如此可小发汗。设面色缘缘正赤者，阳气怫郁在表，当解之熏之。若发汗不彻，不足言，阳气怫郁不得越，当汗不汗，其人躁烦，不知痛处，乍在腹中，乍在四肢，按之不可得，其人短气但坐，以汗出不彻故也，更发汗则愈。何以知汗出不彻？以脉涩故知也。[48]

阳明病，若能食，名中风。不能食，名中寒。[190]

阳明病，若中寒者，不能食，小便不利，手足濈然汗出，此欲作固瘕，必大便初硬后溏。所以然者，以胃中冷，水谷不别故也。[191]

若胃中虚冷，不能食者，饮水则哕。[226]

阳明中风，口苦咽干，腹满微喘，发热恶寒，脉浮而紧，若下之，则腹满小便难也。[189]

阳明病，但头眩，不恶寒，故能食而咳，其人咽必痛。若不咳者，咽不痛。[198]

阳明病，初欲食，小便反不利，大便自调，其人骨节疼，翕翕如有热状，奄然发狂，濈然汗出而解者，此水不胜谷气，与汗共并，脉紧则愈。[192]

阳明病，法多汗，反无汗，其身如虫行皮中状者，此以久虚故也。[196]

夫实则谵语。虚则郑声。郑声者，重语也。直视、谵语、喘满者死，下利者亦死。[210]

发汗多，若重发汗者，亡其阳；谵语，脉短者死，脉自和者不死。[211]

腹微满，初头硬，后必溏，不可攻之。[238]

阳明病，不能食，攻其热必哕。所以然者，胃中虚冷故也。以其人本虚，攻其热必哕。[194]

伤寒呕多，虽有阳明证，不可攻之。[204]

阳明病，心下硬满者，不可攻之。攻之，利遂不止者死，利止者愈。[205]

阳明病，脉迟，食难用饱，饱则微烦头眩，必小便难，此欲作谷瘅。虽下之，腹满如故，所以然者，脉迟故也。[195]

若不转失气者，此但初头硬，后必溏，不可攻之，攻之必胀满不能食也，欲饮水者，与水则哕。不转失气者，慎不可攻也。[209]

若不转气者，勿更与之。明日又不大便，脉反微涩者，里虚也，为难治，不可更与承气汤也。[214]

若不大便六七日，小便少者，虽不受食。但初头硬，后必溏，未定成硬，攻之必溏；[251]

阳明病，本自汗出，医更重发汗，病已差，尚微烦不了了者，此必大便硬故也。以亡津液，胃中干燥，故令大便硬。当问其小便日几行，若本小便日三四行，今日再行，故知大便不久出。今为小便数少，以津液当还入胃中，故知不久必大便也。[203]

阳明病，无汗，小便不利，心中懊憹者，身必发黄。[199]

阳明病，被火，额上微汗出，而小便不利者，必发黄。[200]

伤寒发汗已，身目为黄，所以然者，以寒湿不解故也。以为不可下也，于寒湿中求之。[259]

（五）方证中"方"和"证"的相互证明

1. 调胃承气汤证（八纲辨证：热实虚证）

太阳病三日，发汗不解，蒸蒸发热者，属胃也，调胃承气汤主之。[248]

伤寒十三日，过经谵语者，以有热也，当以汤下之。若小便利者，大便当硬，而反下利，脉调和者，知医以丸药下之，非其治也。若自下利者，脉当微厥，今反和者，此为内实也，调胃承气汤主之。[105]

阳明病，不吐不下，心烦者，可与调胃承气汤。[207]

伤寒吐后，腹胀满者，与调胃承气汤。[249]

2. 小承气汤证（八纲辨证：实证）

太阳病，若吐，若下，若发汗后，微烦，小便数，大便因硬者，与小承气汤和之愈。[250]

阳明病，其人多汗，以津液外出，胃中燥，大便必硬，硬则谵语，小承气汤主之。若一服，谵语止者，更莫复服。[213]

若腹大满不通者，可与小承气汤，微和胃气，勿令至大泄下。[208]

若不大便六七日，恐有燥屎，欲知之法，少与小承气汤，汤入腹中，转失气者，此有燥屎也，乃可攻之。[209]

阳明病，谵语，发潮热，脉滑而疾者，小承气汤主之。因与承气汤一升，腹中转气者，更服一升。[214]

得病二三日，脉弱，无太阳柴胡证，烦躁，心下硬，至四五日，虽能食，以小承气汤，少少与，微和之，令小安，至六日，与承气汤一升。[251]

3. 大承气汤证（八纲辨证：热实证）

阳明病，谵语，有潮热，反不能食者，胃中必有燥屎五六枚也；若能食者，但硬耳。宜大承气汤下之。[215]

病人小便不利，大便乍难乍易，时有微热，喘冒。不能卧者，有燥屎也，宜大承气汤。[242]

大下后，六七日不大便，烦不解，腹满痛者，此有燥屎也。所以然者，本有宿食故也，宜大承气汤。[241]

伤寒，若吐，若下后不解，不大便五六日，上至十余日，日晡所发潮热，不恶寒，独语如见鬼状。若剧者，发则不识人，循衣摸床，惕而不安。微喘直视，脉弦者生，涩者死。微者，但发热谵语者，大承气汤主之。若一服利，则止后服。[212]

病人烦热，汗出则解。又如疟状，日晡所发热者，属阳明也。脉实者，宜下之……下之与大承气汤……。[240]

二阳并病，太阳证罢，但发潮热，手足漐漐汗出，大便难而谵语者，下之则愈，宜大承气汤。[220]

阳明少阳合病，必下利，其脉不负者，为顺也。负者，失也，互相克贼，名为负也。脉滑而数者，有宿食也，当下之，宜大承气汤。[256]

伤寒六七日，目中不了了，睛不和，无表里证，大便难，身微热者，此为实也，急下之，宜大承气汤。[252]

阳明病，发热汗多者，急下之，宜大承气汤。[253]

发汗不解，腹满痛者，急下之，宜大承气汤。[254]

阳明病，下之，心中懊憹而烦；胃中有燥屎者，可攻……若有燥屎者，宜大承气汤。[238]

阳明病，脉迟，虽汗出不恶寒者，其身必重，短气，腹满而喘，有潮热者，此外欲解，可攻里也。手足濈然汗出者，此大便已硬也，大承气汤主之。其热不潮，未可与承气汤。[208]

阳明病，潮热，大便微硬者，可与大承气汤，不硬者，不可与之。其后发热者，必大便复硬而少也，以小承气汤和之。[209]

须小便利，屎定硬，乃可攻之，宜大承气汤。[251]

伤寒，不大便六七日，头痛有热者，与承气汤。[56]

汗出谵语者，以有燥屎在胃中，此为风也。须下者，过经乃可下之。下之若早，语言必乱，以表虚里实故也。下之愈，宜大承气汤。[217]

4. 白虎加人参汤证（八纲辨证：热虚证）

伤寒，若吐若下后，七八日不解，热结在里，表里俱热，时时恶风，大渴，舌上干燥而烦，欲饮水数升者，白虎加人参汤主之。[168]

伤寒无大热，口燥渴，心烦，背微恶寒者，白虎加人参汤主之。[169]

伤寒脉浮，发热无汗，其表不解，不可与白虎汤。渴欲饮水，无表证者，白虎加人参汤主之。[170]

若渴欲饮水，口干舌燥者，白虎加人参汤主之。[222]

5. 桂枝汤证（八纲辨证：表虚证）

阳明病，脉迟，汗出多，微恶寒者，表未解也，可发汗，宜桂枝汤。[234]

病人烦热，汗出则解。又如疟状，日晡所发热者，属阳明也……脉浮虚者，宜发汗……发汗宜桂枝汤。[240]

若汗多，微发热恶寒者，外未解也，一法与桂枝汤。[208]

6. 麻黄汤证（八纲辨证：表实证）

阳明病，脉浮，无汗而喘者，发汗则愈，宜麻黄汤。[235]

脉但浮，无余症者，与麻黄汤。若不尿，腹满加哕者，不治。[232]

7. 小柴胡汤证（八纲辨证：热虚证）

阳明病，发潮热，大便溏，小便自可，胸胁满不去者，与小柴胡汤。[229]

阳明中风，脉弦浮大而短气，腹都满，胁下及心痛，久按之气不通，鼻干，不得汗，嗜卧，一身及目悉黄，小便难，有潮热，时时哕，耳前后肿，刺之小差。外不解，病过十日，脉续浮者，与小柴胡汤。[231]

阳明病，胁下硬满，不大便而呕，舌上白胎者，可与小柴胡汤，上焦得通，津液得下，胃气因和，身濈然汗出而解。[230]

8. 吴茱萸汤证（八纲辨证：寒证）

食谷欲呕，属阳明也，吴茱萸汤主之。得汤反剧者，属上焦也。[243]

9. 四逆汤证（八纲辨证：寒证）

脉浮而迟，表热里寒，下利清谷者，四逆汤主之。[225]

10. 栀子豉汤证（八纲辨证：热虚证）

阳明病，脉浮而紧，咽燥口苦，腹满而喘，发热汗出，不恶寒反恶热，身重。若发汗则燥，心愦愦反谵语。若加温针，必怵惕、烦躁不得眠。若下之，则胃中空虚，客气动膈，心中懊憹，舌上苔者，栀子豉汤主之。[221]

11. 猪苓汤证（八纲辨证：热证）

若脉浮，发热，渴欲饮水，小便不利者，猪苓汤主之。[223]

阳明病，汗出多而渴者，不可与猪苓汤；以汗多胃中燥，猪苓汤复利其小便故也。[224]

12. 蜜煎证（八纲辨证：虚证）

阳明病，自汗出，若发汗，小便自利者，此为津液内竭，虽硬不可攻之，当须自欲大便，宜蜜煎导而通之。若土瓜根及大猪胆汁，皆可为导。[233]

13. 麻子仁丸证（八纲辨证：虚实证）

跌阳脉浮而涩，浮则胃气强，涩则小便数，浮涩相搏，大便则硬，其脾为约，麻子仁丸主之。[247]

14. 茵陈蒿汤证（八纲辨证：热证）

阳明病，发热汗出者，此为热越，不能发黄也。但头汗出，身无汗，剂颈而还，小便不利，渴饮水浆者，此为瘀热在里，身必发黄，茵陈蒿汤主之。[236]

伤寒七八日，身黄如橘子色，小便不利，腹微满者，茵陈蒿汤主之。[260]

15. 栀子柏皮汤证（八纲辨证：热证）

伤寒，身黄发热，栀子柏皮汤主之。[261]

16. 麻黄连轺赤小豆汤证（八纲辨证：热证）

伤寒，瘀热在里，身必黄，麻黄连轺赤小豆汤主之。[262]

17. 抵当汤（八纲辨证：实证）

阳明证，其人喜忘者，必有畜血。所以然者，本有久瘀血，故令喜忘。屎虽硬，大便反易，其色必黑者，宜抵当汤下之。[237]

病人无表里证，发热七八日，虽脉浮数者，可下之。假令已下，脉数不解，合热则消谷喜饥。至六七日不大便者，有瘀血，宜抵当汤。[257]

三、少阳篇

（一）少阳病的定义

"气"流转在少阳病位的疾病状况。

（二）少阳病的症状和脉象的意象（少阳病提纲）

少阳之为病，口苦，咽干，目眩也。[263]

（三）少阳病的欲解时象

少阳病欲解时，从寅至辰上。[272]

（四）少阳病证的阴、阳、表、里、寒、热、虚、实的变化情形

伤寒，脉弦细，头痛发热者，属少阳。少阳不可发汗，发汗则谵语，此属胃。胃和则愈，胃不和，烦而悸。[265]

少阳中风，两耳无所闻，目赤，胸中满而烦者，不可吐下，吐下则悸而惊。[264]

伤寒六七日，无大热，其人躁烦者，此为阳去入阴故也。[269]

伤寒三日，三阳为尽，三阴当受邪。其人反能食而不呕，此为三阴不受邪也。[270]

伤寒三日，少阳脉小者，欲已也。[271]

（五）方证中"方"和"证"的相互证明

1. 小柴胡证（八纲辨证：热虚证）

伤寒五六日，中风，往来寒热，胸胁苦满，嘿嘿不欲饮食，心烦喜呕，或胸中烦而不呕，或渴，或腹中痛，或胁下痞硬，或心下悸、小便不利，或不渴、身有微热，或咳者，小柴胡汤主之。[96]

血弱气尽，腠理开，邪气因入，与正气相搏，结于胁下。正邪纷争，往来寒热，休作有时，嘿嘿不欲饮食。脏腑相连，其痛必下，邪高痛下，故使呕也。小柴胡汤主之。服柴胡汤已，渴者，属阳明，以法治之。[97]

伤寒四五日，身热恶风，颈项强，胁下满，手足温而渴者，小柴胡汤主之。[99]

伤寒中风，有柴胡证，但见一症便是，不必悉具。凡柴胡汤病证而下之，若柴胡证不罢者，复与柴胡汤，必蒸蒸而振，却复发热汗出而解。[101]

伤寒，阳脉涩，阴脉弦，法当腹中急痛，先与小建中汤，不差者，

小柴胡汤主之。[100]

伤寒五六日，头汗出，微恶寒，手足冷，心下满，口不欲食，大便硬，脉细者，此为阳微结，必有表，复有里也。脉沉，亦在里也。汗出为阳微，假令纯阴结，不得复有外证，悉入在里，此为半在里半在外也。脉虽沉紧，不得为少阴病。所以然者，阴不得有汗，今头汗出，故知非少阴也，可与小柴胡汤。设不了了者，得屎而解。[148]

本太阳病不解，转入少阳者，胁下硬满，干呕不能食，往来寒热，尚未吐下，脉沉紧者，与小柴胡汤。[266]

2. 柴胡桂枝汤证（八纲辨证：表寒虚热证）

伤寒六七日，发热，微恶寒，支节烦疼，微呕，心下支结，外证未去者，柴胡桂枝汤主之。[146]

3. 柴胡桂枝干姜汤证（八纲辨证：寒虚热证）

伤寒五六日，已发汗而复下之，胸胁满微结，小便不利，渴而不呕，但头汗出，往来寒热，心烦者，此为未解也，柴胡桂枝干姜汤主之。[147]

4. 柴胡加芒硝汤证（八纲辨证：虚实证）

伤寒，十三日不解，胸胁满而呕，日晡所发潮热，已而微利。此本柴胡证，下之以不得利，今反利者，知医以丸药下之，此非其治也。潮热者，实也。先宜服小柴胡汤以解外，后以柴胡加芒硝汤主之。[104]

5. 大柴胡汤证（八纲辨证：热实证）

太阳病，过经十余日，反二三下之，后四五日，柴胡证仍在者，先与小柴胡。呕不止，心下急。郁郁微烦者，为未解也，与大柴胡汤，下之则愈。[103]

四、太阴篇

（一）太阴病的定义

"气"流转在太阴病位的疾病状况。

（二）太阴病的症状和脉象的意象（太阴病提纲）

太阴之为病，腹满而吐，食不下，自利益甚，时腹自痛。若下之，必胸下结硬。[273]

（三）太阴病的欲解时象

太阴病欲解时，从亥至丑上。[275]

（四）太阴病证的阴、阳、表、里、寒、热、虚、实的变化情形

太阴中风，四肢烦疼，阳微阴涩而长者，为欲愈。[274]

伤寒脉浮而缓，手足自温者，系在太阴。太阴当发身黄，若小便自利者，不能发黄。至七八日，虽暴烦下利，日十余行，必自止，以脾家实，腐秽当去故也。[278]

太阴为病，脉弱，其人续自便利，设当行大黄、芍药者，宜减之，以其人胃气弱，易动故也。下利者，先煎芍药二沸。[280]

（五）方证中"方"和"证"的相互证明

1.桂枝汤证（八纲辨证：虚证）

太阴病，脉浮者，可发汗，宜桂枝汤。[276]

2.桂枝加芍药汤证（八纲辨证：虚证）

本太阳病，医反下之，因尔腹满时痛者，属太阴也，桂枝加芍药

汤主之。[279]

3. 桂枝加大黄汤证（八纲辨证：虚实证）

大实痛者，桂枝加大黄汤主之。[279]

4. 四逆辈证（八纲辨证：寒证）

自利不渴者，属太阴，以其藏有寒故也，当温之，宜服四逆辈。[277]

五、少阴篇

（一）少阴病的定义

"气"流转在少阴病位的疾病状况。

（二）少阴病的症状和脉象的意象（少阴病提纲）

少阴之为病，脉微细，但欲寐也。[281]

（三）少阴病的欲解时象

少阴病欲解时，从子至寅上。[291]

（四）少阴病证的阴、阳、表、里、寒、热、虚、实的变化情形

少阴病，欲吐不吐，心烦，但欲寐，五六日自利而渴者，属少阴也。虚故引水自救。若小便色白者，少阴病形悉具。小便白者，以下焦虚，有寒，不能制水，故令色白也。[282]

病人脉阴阳俱紧，反汗出者，亡阳也，此属少阴，法当咽痛而复吐利。[283]

少阴病，八九日，一身手足尽热者，以热在膀胱，必便血也。[293]

少阴病，脉紧，至七八日，自下利，脉暴微，手足反温，脉紧反去者，为欲解也。虽烦，下利必自愈。[287]

少阴病，下利，若利自止，恶寒而蜷卧，手足温者，可治。[288]

少阴病，恶寒而蜷，时自烦，欲去衣被者，可治。[289]

少阴中风，脉阳微阴浮者，为欲愈。[290]

少阴病，吐利，手足不逆冷，反发热者，不死。[292]

少阴病，恶寒，身蜷而利，手足逆冷者，不治。[295]

少阴病，吐利，躁烦，四逆者，死。[296]

少阴病，下利止而头眩，时时自冒者，死。[297]

少阴病，四逆，恶寒而身蜷，脉不至，不烦而躁者，死。[298]

少阴病六七日，息高者，死。[299]

少阴病，脉微细沉，但欲卧，汗出不烦，自欲吐，至五六日自利，复烦躁不得卧寐者，死。[300]

少阴病，咳而下利。谵语者，被火气劫故也，小便必难，以强责少阴汗也。[284]

少阴病，脉细沉数，病为在里，不可发汗。[285]

少阴病，脉微，不可发汗，亡阳故也。阳已虚，尺脉弱涩者，复不可下之。[286]

少阴病，但厥无汗，而强发之，必动其血。未知从何道出，或从口鼻，或从目出者，是名下厥上竭，为难治。[294]

（五）方证中"方"和"证"的相互证明

1.黄连阿胶汤证（八纲辨证：虚热证）

少阴病，得之二三日以上，心中烦，不得卧，黄连阿胶汤主之。[303]

2.四逆散证（八纲辨证：实证）

少阴病，四逆，其人或咳，或悸，或小便不利，或腹中痛，或泄利下重者，四逆散主之。[318]

3. 猪苓汤证（八纲辨证：虚热证）

少阴病，下利六七日，咳而呕渴，心烦，不得眠，猪苓汤主之。[319]

4. 猪肤汤证（八纲辨证：虚热证）

少阴病，下利，咽痛，胸满，心烦，猪肤汤主之。[310]

5. 苦酒汤证（八纲辨证：虚热证）

少阴病，咽中伤，生疮，不能语言，声不出者，苦酒汤主之。[312]

6. 甘草汤、桔梗汤证（八纲辨证：虚热证）

少阴病二三日，咽痛者，可与甘草汤，不差，与桔梗汤。[311]

7. 半夏散及汤证（八纲辨证：虚寒证）

少阴病，咽中痛，半夏散及汤主之。[313]

8. 大承气汤证（八纲辨证：实证）

少阴病，得之二三日，口燥咽干者，急下之，宜大承气汤。[320]

少阴病，六七日，腹胀，不大便者，急下之，宜大承气汤。[322]

9. 麻黄细辛附子汤证（八纲辨证：寒证）

少阴病，始得之，反发热，脉沉者，麻黄细辛附子汤主之。[301]

10. 附子汤证（八纲辨证：虚寒证）

少阴病，得之一二日，口中和，其背恶寒者，当灸之，附子汤主之。[304]

少阴病，身体痛，手足寒，骨节痛，脉沉者，附子汤主之。[305]

11. 真武汤证（八纲辨证：虚实证）

少阴病，二三日不已，至四五日，腹痛，小便不利，四肢沉重疼痛，自下利者，此为有水气。其人或咳，或小便利，或下利，或呕者，真武汤主之。[316]

12. 通脉四逆汤证（八纲辨证：虚寒证）

少阴病，下利清谷，里寒外热，手足厥逆，脉微欲绝，身反不恶寒，其人面色赤，或腹痛，或干呕，或咽痛，或利止脉不出者，通脉四逆汤主之。[317]

13. 四逆汤证（八纲辨证：虚寒证）

少阴病，脉沉者，急温之，宜四逆汤。[323]

少阴病，饮食入口则吐，心中温温欲吐，复不能吐。始得之，手足寒，脉弦迟者，此胸中实，不可下也，当吐之。若膈上有寒饮，干呕者，不可吐也，当温之，宜四逆汤。[324]

14. 吴茱萸汤证（八纲辨证：虚寒证）

少阴病，吐利，手足逆冷，烦躁欲死者，吴茱萸汤主之。[309]

15. 白通汤证（八纲辨证：虚寒证）

少阴病，下利，白通汤主之。[314]

16. 白通加猪胆汁汤证（八纲辨证：虚寒证）

少阴病，下利，脉微者，与白通汤。利不止，厥逆无脉，干呕烦者，白通加猪胆汁汤主之。服汤，脉暴出者，死，微续者，生。[315]

17. 桃花汤证（八纲辨证：虚寒证）

少阴病，下利便脓血者，桃花汤主之。[306]

少阴病，二三日至四五日，腹痛，小便不利，下利不止，便脓血者，桃花汤主之。[307]

18. 灸法（八纲辨证：虚寒证）

少阴病，下利，脉微涩，呕而汗出，必数更衣反少者，当温其上，灸之。[325]

脉不至者。灸少阴七壮。[292]

六、厥阴篇

（一）厥阴病的定义

"气"流转在厥阴病位的疾病状况。

（二）厥阴病的症状和脉象的意象（厥阴病提纲）

厥阴之为病，消渴，气上撞心，心中疼热，饥而不欲食，食则吐蛔，下之利不止。[326]

（三）厥阴病的欲解时象

厥阴病欲解时，从丑至卯上。[328]

（四）厥阴病证的阴、阳、表、里、寒、热、虚、实的变化情形

厥阴中风，脉微浮为欲愈，不浮为未愈。[327]

病者手足厥冷，言我不结胸，小腹满，按之痛者，此冷结在膀胱关元也。[340]

伤寒，一二日至四五日，厥者必发热。前热者后必厥，厥深者热亦深，厥微者热亦微。厥应下之，而反发汗者，必口伤烂赤。[335]

伤寒病，厥五日，热亦五日，设六日当复厥，不厥者自愈。厥终不过五日，以热五日，故知自愈。[336]

伤寒，发热四日，厥反三日，复热四日，厥少热多者，其病当愈。四日至七日，热不除者，必便脓血。[341]

伤寒，厥四日，热反三日，复厥五日，其病为进。寒多热少，阳气退，故为进也。[342]

伤寒，先厥后发热而利者，必自止，见厥复利。[331]

伤寒，始发热六日，厥反九日而利。凡厥利者，当不能食，今反能食者，恐为除中。食以索饼，不发热者，知胃气尚在，必愈，恐暴热来出而复去也。后日脉之，其热续在者，期之旦日夜半愈。所以然者，本发热六日，厥反九日，复发热三日，并前六日，亦为九日，与厥相应，故期之旦日夜半愈。后三日脉之而脉数，其热不罢者，此为热气有余，必发痈脓也。[332]

伤寒，先厥后发热，下利必自止，而反汗出，咽中痛者，其喉为痹。发热无汗，而利必自止，若不止，必便脓血，便脓血者，其喉不痹。[334]

伤寒，热少微厥。头寒，嘿嘿不欲食，烦躁，数日小便利，色白者，此热除也，欲得食，其病为愈。若厥而呕，胸胁烦满者，其后必便血。[339]

凡厥者，阴阳气不相顺接，便为厥。厥者，手足逆冷者是也。[337]

下利，有微热而渴，脉弱者，今自愈。[360]

下利，脉数，有微热汗出，今自愈。设复紧，为未解。[361]

伤寒四五日，腹中痛，若转气下趋少腹者，此欲自利也。[358]

下利，寸脉反浮数，尺中自涩者，必清脓血。[363]

下利，脉沉而迟，其人面少赤，身有微热，下利清谷者，必郁冒汗出而解，病人必微厥。所以然者，其面戴阳，下虚故也。[366]

伤寒，下利日十余行，脉反实者，死。[369]

下利，脉沉弦者，下重也；脉大者，为未止；脉微弱数者，为欲自止，虽发热，不死。[365]

下利，脉数而渴者，自愈；设不差，必清脓血，以有热故也。[367]

发热而厥，七日下利者，为难治。[348]

伤寒，发热，下利，厥逆，躁不得卧者，死。[344]

伤寒，发热，下利至甚，厥不止者，死。[345]

伤寒，六七日不利，便发热而利，其人汗出不止者，死。有阴无阳故也。[346]

下利，手足厥冷，无脉者，灸之不温，若脉不还，反微喘者，死。少阴负趺阳者，为顺也。[362]

下利后，脉绝，手足厥冷，晬时脉还，手足温者生，脉不还者死。[368]

伤寒脉迟六七日，而反与黄芩汤彻其热，脉迟为寒，今与黄芩汤复除其热，腹中应冷，当不能食，今反能食，此名除中，必死。[333]

伤寒五六日，不结胸，腹濡，脉虚，复厥者，不可下，此亡血，下之死。[347]

诸四逆厥者，不可下之，虚家亦然。[330]

（五）方证中"方"和"证"的相互证明

1. 少少饮水证（八纲辨证：虚证）

厥阴病，渴欲饮水者，少少与之愈。[329]

2. 灸证（八纲辨证：寒证）

伤寒六七日，脉微，手足厥冷，烦躁，灸厥阴。厥不还者，死。[343]

伤寒脉促，手足厥逆，可灸之。[349]

3. 白头翁汤证（八纲辨证：热证）

下利，欲饮水者，以有热故也，白头翁汤主之。[373]

热利下重者，白头翁汤主之。[371]

4. 栀子豉汤证（八纲辨证：虚热证）

下利后更烦，按之心下濡者，为虚烦也，宜栀子豉汤。[375]

5. 麻黄升麻汤证（八纲辨证：虚热证）

伤寒六七日，大下后，寸脉沉而迟，手足厥逆，下部脉不至，喉利，唾脓血，泄利不止者，为难治，麻黄升麻汤主之。[357]

6. 乌梅丸证（八纲辨证：虚寒热证）

伤寒脉微而厥，至七八日肤冷，其人躁无暂安时者，此为藏厥，非蛔厥也。蛔厥者，其人当吐蛔。令病者静，而复时烦者，此为藏寒，蛔上入其膈，故烦，须臾复止，得食而呕，又烦者，蛔闻食臭出，其人常自吐蛔。蛔厥者，乌梅丸主之。又主久利。[338]

7. 干姜黄芩黄连人参汤证（八纲辨证：虚寒热证）

伤寒本自寒下，医复吐下之，寒格，更逆吐下，若食入口即吐，干姜黄芩黄连人参汤主之。[359]

8. 吴茱萸汤证（八纲辨证：虚寒证）

干呕，吐涎沫，头痛者，吴茱萸汤主之。[378]

9. 当归四逆加吴茱萸生姜汤证（八纲辨证：虚寒证）

若其人内有久寒者，宜当归四逆加吴茱萸生姜汤主之。[352]

10. 四逆汤证（八纲辨证：虚寒证）

大汗出，热不去，内拘急，四肢疼，又下利、厥逆而恶寒者，四逆汤主之。[353]

大汗，若大下，利而厥冷者，四逆汤主之。[354]

呕而脉弱，小便复利，身有微热，见厥者，难治，四逆汤主之。[377]

11. 通脉四逆汤证（八纲辨证：虚寒证）

下利清谷，里寒外热，出而厥者，通脉四逆汤主之。[370]

12. 茯苓甘草汤证（八纲辨证：实证）

伤寒，厥而心下悸，宜先治水，当服茯苓甘草汤，却治其厥。不尔，水渍入胃，必作利也。[356]

第四章　中医临证思维的传承创新

第一节　中医临证思维的传承

概括地说，传统中医学是在"天人合一"的基本观念下，以体验性的"取象比类"方法，创造了极为灵活的广泛覆盖的"气"的初始概念，奠定了一分为二的"气－阴阳"思维结构，并朝着这个方向推理和演绎，构建了中医理论体系。

"天人合一"的基本观念以人为中心。人们观察和思考一切"天"的现象，其目的都是为了服务于对"人"本身的认识。所谓"善言天者，必验于人"。在农业文明发达的古代社会，"天人合一"的思维倾向是极其自然的。古人从"天人合一"的逻辑起点出发，体验人与物的同一性。由此，自然出现"庄周梦蝶"的寓言故事，进入"物我合一"的直觉体验。

中医临证思维贯彻了"天人合一"的基本观念，复合了直觉与逻辑思维。其包括"中医""临证""思维"三层意思。

第一，中华传统文化在"天人合一"的观念背景下，认为"通天下一气耳"。中医学至今仍然在理论中广泛应用"气"这一古老的基本概念。阴气和阳气平衡则健康。阴气和阳气失衡则产生疾病。正气与邪气激烈斗争，病情表现为实证。正气不足以抗击邪气，病情表现为虚证。寒（邪）气侵犯人体，则表现为伤寒。热（邪）气侵犯人体则表现为温病。可见"气"的概念在临床实践中发挥着重大的作用。正是由于"天人合一"观念和"气"的基本概念一贯地以直觉体验的方式构建中国人的思维，使中医学能保持一脉相承。随着对社会事物的认识的深入，人们的直觉体验得以增加，使"气"的概念又能不断地在新时代被赋予新的内涵和拓展新的外延。

第二，临证是指医生诊查病症，得出诊断，采取治疗方法的医疗过程。中医学理论指导临证过程，理论正确是临证有效的必要条件。思维能力运行于临证过程中，思维能力高低是临证水平高低的重要保障。临证过程中，需要辨别的核心"证"是八纲。八纲以阴阳为总纲，派生出六种阴阳的变化形式，即表、里、寒、热、虚、实六种基本证候。在中医证候诊断中，表、里是"证"的病位要素，寒、热、虚、实是"证"的病性要素。建立起病位和病性辨证的感性认识和理性认识，达到准确、熟练、直觉的程度，临证以"证"统"法"，以"法"统"方"，必然会达到较高水平。

第三，思维在本书中是指中医的认识活动。思维活动通过逻辑进行组织，到一定的阶段必然形成理论体系。思维、逻辑、理论体系三者的关系密不可分。中医思维是中华传统文化的明珠，其突出的特点是一分为二的阴阳辨证法。一分为二即是阴阳。阴阳是辨证思维的基本结构。这一基本结构的离合嵌插，搭建了中医思维的逻辑框架，即气－阴阳－五行。中医的理论体系就是在这一逻辑框架中推演出来的。中医理论体系的逻辑起点是"气"，思维结构是阴阳。

五行是阴阳思维结构的补充，重在体现"阴中有阳，阳中有阴"。五行中木、火上升为阳，金、水下降为阴。木为温气，相应于春季，是阳中之阴；火为热气，相应于夏季，是阳中之阳。金为凉气，相应于秋季，是阴中之阳；水为寒气，相应于冬季，是阴中之阴。土气为升降平和的中气，寄旺于四季，是阴阳平衡的"和谐"之处。

"气"这一基本概念是中医临证思维的逻辑起点。只有建立天人一气的基本认识，才能在气－阴阳－五行这一逻辑框架中进行推理。只有熟练掌握气这一基本概念，才能在中医理论体系中游刃有余地穿插思考。用现代概念来理解，气在一定意义上是物质、能量、信息的总和。但是用三者来阐述气，又显得有些乏力。用阴阳来阐述气，则显得如鱼得水。阴阳思维结构将"通天下一气耳"这一论断，自然地一分为二。这得益于自然界的常识：一日有昼夜之分，一年有寒热之别，一生有盛衰之变，一物有表里之不同。"气"意味着整体思维。天下万事万物都不能出于"气"的概念之外。当人们思考一项特定的事物时，仍然能够用"气"将其概括。比如白天的阳气和夜晚的阴气构成一日之气。秋冬的寒气和出现的热气构成一年之气。前半生的盛和后半生的衰构成一生之气。物体的表气和里气构成一物之气。当"气"的概念被运用到认识疾病时，疾病就自然而然地被赋予阴阳、虚实、寒热、表里的意义。

　　阴阳者万物之纲纪。张仲景运用了阴阳总纲，在临床实践中成功地构建了《伤寒论》理论体系。第一步，仲景大致借助盛衰之气的分别，将疾病分为偏盛的阳病和偏衰的阴病。从而酝酿出八纲中的虚实二纲。第二步，仲景大致借助一日六个时段的划分方法，以天人合一的观念，确立人体的三阳病和三阴病。太阳病象征体表的疾病。人体一身之表都能被太阳光照射，故太阳病位居人体的表位，其气则流转全身。少阳病象征黎明后太阳初升时期容易发生的人体"气"盛的疾病，位居人体半表半里位。阳明病象征太阳正午时期容易发生的人体"气"最盛的疾病，位居人体里部。太阴病象征日落天黑之后位居人体最里部的"气"衰退的疾病。少阴病象征深夜位居人体里部之中位的"气"最衰退的疾病。厥阴病象征黎明前位居人体里部之近表位的"气"衰而转盛的疾病。从而酝酿出八纲中的表里二纲。第三步，仲景借助恶寒则寒、恶热则热的取象比类方法，确立疾病的寒热二纲。至此，《伤寒论》借助天人合一的逻辑起点，构建了人体疾病的六经－八纲病证模型。不难看出，这一模型是在气－阴阳的逻辑框架中建立起来的。

我们再考察气－阴阳的逻辑框架。可以将其思维特点分为五个类型。第一，整体思维——是对于天人合一之"气"的认识。人类的思维总有一种全面理解事物的追求。没有人愿意停留在对事物的片面理解上。中国古人创造了"气"的概念，囊括了思维可以触及的一切事物，从而满足了人类思维追求的广度。第二，辨证思维——是对"气"的阴阳结构的认识。古人的思维追求在"气"的层面得到满足之后，希望在思维能力所及之处，分辨出各种"气"的差异性。大自然给人类馈赠的对立现象，使"一分为二"的阴阳辨证法成为分辨思维的直观选择。第三，平衡思维——是对具有阴阳结构的"气"的稳定性的认识。维持系统相对稳定是生命的本能。阴阳结构处处印证着动态平衡思维。第四，共性思维——是对万事万物的统一认识，所谓"通天下一气耳"。有了"气"这一极具包容性的基本概念，建立了人类认识一切事物的自信。第五，模式思维——是将万事万物纳入气－阴阳的逻辑框架中进行认识，这是一个简单实用的模式。尽管这一模式显得有些模糊，但是却富有极其博大的包容性，可以随着人类知识的增加而不断地丰富其内涵。气－阴阳逻辑反映了人类思维从感性到理性发展的一个必经的阶段，类似于辩证逻辑。然而气－阴阳逻辑是中医学的应用逻辑，不能简单地限定于某种逻辑学的概念。事实上，气－阴阳模式包含了经验、逻辑、科学、人文等一系列要素。它随着应用者的思维能力的强弱而极具个人特色。只有不断地学习各方面的知识，提高综合思维能力，才能更好地运用这一模式指导临证实践，达到"和"的境界。所谓"和"就是理论思维与实践交融为一体，理法方药丝丝入扣，恰如其分的境界。

人类运用思维能力理解一个理论体系，需要从三方面切入：第一，贯穿此理论体系的基本观念。第二，组织此理论体系的逻辑。第三，激活此理论体系的思维。简单地说，理论体系是指理论知识的整合；基本观念是指理论体系中无所不在的思维原则；逻辑是指人脑的思维活动从零散过渡到系统状态过程中形成的规则。思维是指人脑的认识活动。理论体系、基本观念、逻辑、思维都是现代语言概念，大概对应于古代中国的"经学""道""名辩""意象"等概念。那么在中医学理论体系中，《黄帝内经》构建了其基本框架，天人合一是其基本观念，气－阴阳是其逻辑规则，意象是其主要的思维活动。

从理论学习中医，需要站在哲学的高度理解其基本观念、思维、概念和逻辑。冯友兰在《中国哲学简史》中引用诺斯罗普的说法："概念主要类型有两种：一种是用直觉得到的，一种是用假设得到的。"诺斯罗普在《东方直觉的哲学和西方科学的哲学互补的重点》中说："用直觉得到的概念，是这样一种概念，它表示某种直接领悟的东西，它的全部意义是某种直接领悟的东西给予的。'蓝'，作为感觉到的颜色，就是一个用直觉得到的概念……用假设得到的概念，是这样一种概念，它出现在某个演绎理论中，它的全部意义是由这个演绎理论的各个假设所指定的……'蓝'在电磁理论中波长数目的意义上，就是一个用假设得到的概念。"中医学的概念是直觉的概念，来源于天人合一的基本观念和意象思维。中医学最高的直觉概念是"气"。在"气"的概念，又产生了气－阴阳这样的逻辑演绎。

从临证的层次学习中医，八纲辨证是最核心的临证理论。中医思维从天人合一的逻辑起点，运用取象比类的"意象"思维方法，得出气、阴阳等直觉性的概念，在此基础上推导出气－阴阳的逻辑规则，转化到医学临证就形成了阴阳总纲之下的表里、寒热、虚实六变，合称八纲。燥湿、气血等辨证是八纲辨证的延伸。在历史上，脏腑经络辨证试图将辨证落实到器官实体，但是限于历史条件没有取得彻底的成功。在现代科技背景下，脏腑经络辨证应该全面结合现代医学的成果，以充实和完善。在八纲辨证的思维格局中，局部组织器官的结构和功能得以整合成具有阴阳平衡意义的有机功能系统，即六经、八纲系统。六经－八纲病证系统是发生在六经病位上的八纲病理。"气"的概念作为天人合一基本观念的载体，贯穿在八纲和六经之中。阴阳、表里、寒热、虚实无不是在"气"的一分为二式的运动变化中产生的。六经不但描述了一分为二的极端状态，还描述了表里过渡、寒热虚实夹杂的中间阶段。这样六经之"气"的流转具备了全面覆盖人体生理病理的连续性。一切疾病的辨证都被容纳入以气－阴阳为思维框架的六经、八纲之中。

六经之"气"的周流运动决定了八纲没有绝对的界限。必然存在阴中有阳，阳中有阴。表里、寒热、虚实都处在你中有我，我中有你的运动变化中。在临床中运用气、阴阳、六经、八纲等概念，需要通过体悟的经验转化为"意象"的直觉，所谓"得意忘言"，这是中医临证思维的第一个方面。在理论学习中，演绎体系为概念的逻辑推理提供了非常清晰有效的工具，中医学理论体系的构建离不开概念的演绎，这是中医临证思维的第二个方面。

中医在临证过程中的思维注重将中医"气－阴阳－五行"理论还原为"表、里、虚、实、寒、热"的直觉体验，这是其思维的突出特点。中医借助一定的逻辑组织规则构建了理论体系，但是其更注重理论还原为直觉体验。其思维经历了临证观察－理论取象－体悟求"证"－辨证施治的过程。"证"来源于临床观察，被理论归结为"气－阴阳"的异常之象。"证"可以用八纲辨证（阴、阳、表、里、寒、热、虚、实）模型进行模拟。在临床实际的"证"中，往往是表、里、虚、实、寒、热错杂的，需要通过综合的直觉体悟，才能实现贴切的辨证。八纲辨证与气－阴阳思维结构的契合度最佳，是中医学最基本的辨证体系。其他辨证体系纳入了一定的经验信息，各有其长处，可以在不同情况下恰当使用。

第二节　中医临证思维的创新

　　中医临证思维擅长于构建天人合一的整体理论。作为整体一部分的局部，自然是与整体不可分割的。中医临证思维构建整体理论的时候，其实已经自然地包含了局部，只是限于历史条件，没有能够在微观局部环节进行深入有效的探索。因此，向着整体方向发展了阴阳思维结构。在现代科学技术体系高度发达的情况下，没有理由不探讨尚未明确的局部问题。况且，随着复发性科学的兴起，将日益明确的局部进一步融入整体系统中进行研究，则是未来科学的发展方向。兼容并蓄是中华文化的优良传统。中医学一直以来都是不断地从科学技术的发展中吸取养分。作为现代中医，既要认识传统中医的优势，也要认识其不足。善于运用中医的思维结构，吸纳和整合一切具有临证实用价值的研究成果。

　　值得特别提出的是，我们理解古代的文化背景，能够更好地认识古人的临证思维，但这并不意味着现代人要复古古代社会文化。在古代东、西方思维没有充分交流的机会，东、西方人类的思维能力分别朝着直觉体验和实验分析的不同方向发展。直觉体验倾向于实用理性，侧重于认识事物的运动和状态，强调和谐整体。实验分析倾向于科学理性，侧重于认识事物的本质和结构，强调区别特异。现代东、西方人越来越了解彼此的思维方式，知道彼此的长处和不足，这为人类思维能力的大发展提供了前所未有的机遇。中医临证思维在这一背景下，必然会传承东方思维的直觉，又吸收西方思维的实验，将日益增长的知识融入自身体系中，从而取得发展和创新。

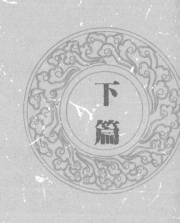

下篇

临床篇

禤国维国医大师总结出中医临证的整体思维、辨证思维、平衡思维、共性思维、模式思维，将这五种思维融会贯通用于诠释"平调阴阳，治病之宗"的总则，结合临床实际情况，临证特别重视运用补肾法、健脾法和解毒法，平衡扶正和祛邪的关系，实现"以和为贵"的治疗目标。本篇选用禤教授诊疗常见病和疑难病的典型案例，供读者参考。

第五章　禤国维国医大师医案

第一节　白癜风

　　白癜风是一种皮肤色素脱失症。临床上以皮肤颜色减退、变白、境界鲜明、无自觉症状为特征。本病发病原因尚未完全明了，目前认为可能与遗传、免疫、内分泌、精神神经、微量元素等诸多因素有关。西医治疗的目标是停止皮损发展和复色。治疗上可选用激素内服外用、钙调磷酸酶抑制剂外用、光疗等方法。白癜风易诊难治，迄今为止仍没有特效的疗法，经治疗复色后，白斑复发概率可高达 40%。

　　中医学称白癜风为"白驳""白驳风"等。关于本病的病因病机，古代医家有不同的看法。《证治准绳》指出本病与风邪有关，即"肺风流注皮肤之间，久而不去所致"。《医学入门》指出本病与血气不和有关，即"赤白癜乃肝风搏于皮肤，血气不和所生也"。《医林改错》指出本病与血瘀有关，即"血瘀于皮里"。

　　禤教授认为本病的病因病机有三：其一，因风湿之邪搏于肌肤，气血失畅，血不荣肤所致。其二，因情志损伤、抑郁，肝失调畅，气血失和所致。其三，本病持续时间长，日久导致肝肾亏虚。禤教授认为治病的要旨在于平调阴阳，因此在上述病机的认识基础上选用黑白相配的方药组合进行治疗，其用药有菟丝子、白蒺藜、旱莲草、白芍、玄参、浮萍、乌豆衣、白芷、生牡蛎、女贞子、补骨脂、牡丹皮、白术。以黑白相配，达到平衡阴阳、祛风除湿、理血和血、调补肝肾之目的。现代药理研究显示补骨脂、白蒺藜、白鲜皮、白芷、旱莲草等有上调酪氨酸酶活性，加速黑色素生成作用。沙苑子、甘草、薄荷、苦参、夏枯草、黑芝麻等对小鼠黑素瘤细胞的增殖有明显促进作用。

除内服药物治疗外，还可配合外擦白蚀酊（乌梅300g，菟丝子200g，白蒺藜100g，甘草100g，大黄50g，桂枝50g，上药晒干研碎，浸泡于3000mL75%酒精中15天，过滤后装于100mL瓶中备用），每日2次。

食疗方面适当食用坚果（白果、核桃、花生、葵花籽、栗子、莲子、南瓜子、松子、西瓜子、杏仁）、豆类和豆制品、黑芝麻等。禁饮酒，不吃或少吃富含维生素C的食物如西红柿、苹果、橘子等，少食鱼虾海味、辛辣刺激性食物。

病案举例

【病案1】

韦某，女，9岁。初诊时间：2008年11月1日。

因右足内侧白斑2周来诊。2周前发现右足内侧白斑，无痒痛，当地医院诊断为白癜风，外用药物后效果不佳。刻下症：右足内侧见一铜币大小白斑，无痒痛等不适，纳眠可，二便调，舌淡，苔白，脉细弱。

中医诊断：白驳风（风邪阻络，气血失和，肝肾不足）。

西医诊断：白癜风。

治则治法：祛风通络，调和气血，滋补肝肾。

中药处方：自拟白癜风汤加减。菟丝子15g，白蒺藜15g，旱莲草15g，白术15g，玄参15g，白芍15g，牡丹皮15g，白鲜皮15g，乌豆衣15g，牡蛎30g（先煎），乌梅15g，白芷10g，丝瓜络15g，甘草

10g。

水煎服，每日1剂。

二诊：2008年12月3日。

皮损处散见几个绿豆大小色素岛，白斑面积无扩大。

皮损见色素岛为风邪渐去，气血渐和，肌肤得养的表现。前方加补骨脂15g以固肾，增加黑色素合成。

三诊：2008年12月31日。

症同前，去补骨脂，加浮萍。

四诊：2009年1月27日。

色素岛明显增多，考虑风邪渐去，患者舌质淡，有血虚征象，上方加入当归10g以养血和血。

五诊：2009年2月24日。

皮损基本痊愈，无色素脱失，上方当归减至5g，续服1个月以巩固疗效。

按语： 禤教授认为治疗白癜风在于"谨察阴阳所在而调之"。因此选药以黑白配对，达到阴阳平衡。经验方白癜风汤基本组成为菟丝子、白蒺藜、白芍、白鲜皮、白术、甘草、丝瓜络、旱莲草、补骨脂，其中菟丝子以补肾固精养肝，加养阴益肾的旱莲草、女贞子和补肾助阳的补骨脂，再加平肝疏肝的白蒺藜、白芍、牡蛎，共奏调补肝肾之功。白鲜皮祛风燥湿，白术健脾渗湿，共奏祛风除湿之功。牡丹皮活血凉血，丝瓜络通经络。诸药合用，平调阴阳。

【病案2】

蒋某，男，14岁。初诊时间：2009年6月6日。

2年前发现眼周、颈部几处大小不等、边界清楚的白斑，无痒痛、脱屑等不适，1年前曾治疗后好转，近期复发。刻下症：眼周、颈部多处大小不等白斑，边界清楚，部分见色素岛，无瘙痒，口干，纳可，眠一般，二便调，舌红，苔少，脉弦细。

中医诊断：白驳风（肝肾不足，气血不和）。

西医诊断：白癜风。

治则治法：滋补肝肾，调和气血。

中药处方：自拟白癜风方加减。菟丝子 10g，白蒺藜 15g，旱莲草 15g，白芍 15g，乌梅 15g，白芷 10g，玄参 15g，牡蛎 30g（先煎），乌豆衣 15g，白鲜皮 15g，牡丹皮 15g，羌活 10g，甘草 10g。

水煎服，每日 1 剂。

二诊：2009 年 6 月 19 日。

症同前，无口干，上方加补骨脂 10g 以补益肝肾。

三诊：2009 年 7 月 11 日。

白斑可见少许色素岛，为气血渐和，肌肤得养的表现，去补骨脂，加女贞子 15g 以增强补益肝肾之功。

四诊：2009 年 8 月 28 日。

色素岛增多，继续上方巩固疗效。

效不更方，守以上方加减治疗共 5 个月后，白斑基本痊愈。

按语：患儿发病日久，症见白斑局限于眶周、颈部，病情发展缓慢，口干、舌质红、苔少、脉弦细为肝肾不足之象。证属肝肾不足，气血不和，治宜补益肝肾，辅以活血、潜镇息风。方拟白癜风方加减。方以女贞子、旱莲草、补骨脂补肝肾之虚；白蒺藜、牡蛎平肝祛风，以白芍配乌梅、白芷配玄参、白鲜皮配乌豆衣取黑白相配之意，有平衡阴阳之妙，药证相合，故能取得较好效果。西医学认为补骨脂、白蒺藜、白芷等有上调酪氨酸酶活性，加速黑色素生成作用。补骨脂中含补骨脂素和异构补骨脂素等呋喃香豆素类物质，能提高皮肤对紫外线的敏感性，抑制表皮中巯基，增加酪氨酸酶活性，刺激黑色素细胞恢复功能而再生色素。女贞子可提高机体免疫力，增强机体抗御外邪的能力，白鲜皮可使皮肤的黑色素和酪氨酸酶活性增加。活血祛风及滋补肝肾中药有激活酪氨酸酶活性作用。诸药配伍，共奏滋补肝肾、调和气血之功。

本病通常治疗困难，疗程较长，部分停药后容易复发，严重影响美观，患者常常存在心理负担。因此，褟教授对本病十分注重心理疗法，给予适当的心理安慰，减轻患者心理负担，嘱咐患者保持心情舒畅，劳逸结合，积极配合治疗。

以上治疗白癜风的病案体现了"平衡思维"。针对情志失衡的病因，采取积极疏导的方法，使其情志平衡；抓住本病肝肾不足、气血不足的病机，以滋补肝肾，补益气血，使脏腑、气血平衡；从疾病的宏观来看，皮肤色素减退，出现白斑，为黑白失衡，用药取黑白相配之意，体现平衡阴阳之妙。中医平衡思维在临床辨证、用药过程中处处发挥着指导作用，灵活运用理、法、方、药辨证辨病施治，用药物之偏性纠正机体之偏性，使"寒者热之""热者寒之""虚则补之""实则泻之"等，调整"太过"与"不及"，从而逐步实现阴阳平衡。

第二节　痤　疮

痤疮是皮肤科常见的一种毛囊、皮脂腺慢性炎症性皮肤病。西医学认为，痤疮是一种多因素的疾病，其发病主要与性激素水平、痤疮丙酸杆菌增殖及毛囊导管角化过度有关。除此之外，免疫、遗传等也被认为与痤疮的发病有关。西医常用抗生素、抗雄性激素类药物、异维A酸等药物治疗本病。然而长期内服抗雄性激素类药物，常造成系统性副作用；异维A酸所致的皮肤黏膜干燥、致畸等副作用限制了其临床应用；由于耐药丙酸杆菌的出现，抗生素治疗痤疮的效果受到影响。

痤疮在中医学属于"肺风粉刺"范畴，历代文献对其病因病机有所记载，一般认为是肺胃血热，上熏头面所致。《医宗金鉴·外科心法要诀》云："此证由肺经血热而成。"《外科正宗》亦云："粉刺属肺……总皆血热郁滞不散所致。"

禤教授在长期的临床观察中发现，痤疮的病因除与肺胃血热有关外，素体肾阴不足，肾之阴阳平衡失调和相火过旺是其根本病因。肾阴不足，相火过旺，可致肺胃血热，上熏面部而发痤疮。痤疮不止好发于青少年，亦多见于30岁以上患者，尤其是女性患者，更有明显增多的趋势。青少年阳气旺盛，若素体肾阴不足，则相火易亢盛，肾之阴阳平衡失调，而生粉刺。且青少年多喜食煎炸香口之品，又常勤读废寝，更易耗伤肾阴，相火过旺则发为痤疮；妇女痤疮多见于职业女性，往往有月经不调，病情轻重亦与月经来潮有关，且常伴有焦虑、神倦、眠差、经量少等肾阴不足之象，这与现代生活节奏紧张、工作压力大而导致内分泌失调有关。故禤教授认为痤疮主要病机是肾阴不足，冲任失调，相火妄动。治疗宜采取滋肾泻火、凉血解毒之法。采用知柏地黄丸合二至丸加减组成消痤汤：知母、黄柏、女贞子、生地黄、鱼腥草、旱莲草、蒲公英、连翘、丹参（后下）、甘草。本方以旱莲草、女贞子滋肾阴，黄柏、知母泻肾火，一补一泄，调整肾之阴阳于平衡；连翘、鱼腥草、蒲公英清肺解毒，消肿散结；丹参、生地黄凉血化瘀清热；甘草清热解毒并调和诸药。加减法：大便秘结不通，加大黄（后下）、枳实通腑泄热；若大便稀烂不畅，舌苔黄腻厚浊，则去生地黄，加土茯苓、茵陈清热利湿解毒；失眠多梦者，加合欢皮、茯苓宁心安神；口干口苦明显者，属肺胃热盛，加生石膏、地骨皮以清泻肺胃之火；对于女性患者，在月经前加柴胡、香附，经期去丹参，加益母草。

饮食方面，应少食甜食、多脂及辛辣刺激食物，多食银耳、黑木耳、绿豆芽、苦瓜、黄瓜、丝瓜、冬瓜、西红柿、山楂、橙、梨等。

病案举例

【病案1】

杨某，女，24岁。初诊时间：2009年6月1日。

因面部起粉刺、丘疹12年，加重1年来诊。患者自发育以来面部反复出现散在丘疹、粉刺，未予重视及治疗，2007年服消炎药后面部皮疹加重，难以控制，特别是经前加重，外院治疗无明显好转，特来我院门诊寻求中医治疗。刻下症：面部散在粉刺、丘疹、小脓疱，以额部为主，伴面油增多，月经前加重，难入睡，纳可，二便调。舌尖红，苔薄白，脉细。

专科检查：面部散在粉刺、丘疹、小脓疱，以额部为主，面油增多。

中医诊断：肺风粉刺（肾阴不足，相火过旺）。

西医诊断：痤疮。

治则治法：滋阴降火。

中药处方：消痤汤加减。丹参20g，蔓荆子15g，生地黄20g，土茯苓20g，桑椹20g，女贞子20g，旱莲草15g，侧柏叶15g，布渣叶15g，益母草15g，桑白皮15g，甘草10g，桑叶10g。

水煎服，每日1剂。

其他治疗：消痤灵口服液（广东省中医院自制中成药）内服以滋阴降火，解毒消痤；外用三黄消炎洗剂，配入甲硝唑片10粒（捣碎）摇匀，混合外擦患处，每日2～3次。

二诊：2009年6月15日。

旧皮损好转，面部粉刺、脓疱减少，面油减少，经前丘疹稍反复。纳眠好转。舌淡红，苔白腻，脉弦滑。

中药处方：丹参20g（后下），蔓荆子15g，生地黄20g，土茯苓20g，桑椹20g，女贞子20g，旱莲草15g，侧柏叶15g，布渣叶15g，益母草15g，桑白皮15g，甘草10g，桑叶15g。

水煎服，每日 1 剂。

其他治疗：多西环素片 0.1g，口服，每日 2 次；消痤灵口服液（广东省中医院自制中成药）内服以滋阴降火，解毒消痤；丹参针于双侧足三里穴位注射，每周 1 次。

三诊：2009 年 7 月 13 日。

药后好转，面部皮疹消散，丘疹变平，遗留色素沉着，未见新起，本次月经前无明显加重。纳眠可，二便调。舌淡红，苔黄，脉弦。

中药处方：丹参 20g（后下），蔓荆子 15g，生地黄 20g，土茯苓 20g，桑椹 20g，女贞子 20g，旱莲草 15g，侧柏叶 15g，布渣叶 15g，白花蛇舌草 15g，桑白皮 15g，甘草 10g，桑叶 10g。

水煎服，每日 1 剂。

按语：中医学认为，粉刺一般是由肺胃血热上熏头面所致。《外科正宗》曰："粉刺属肺，皆由血热郁滞所致。"《医宗金鉴》曰："此证由肺经血热而成。"痤疮的一般治疗主要以清肺热、泻胃火、凉血解毒为法。禤教授在多年临床实践中发现，痤疮患者除有肺胃血热的表现外，也不乏肾阴不足、冲任失调、相火妄动的表现。他提出的肾阴不足、冲任失调、相火妄动，熏蒸头面的痤疮发病机理，在临床上有指导意义。如本案患者平素肝肾不足、经期加重为疏泄不畅的表现；面部散在粉刺、丘疹、小脓疱，面油增多为肾阴不足，相火过旺，上熏头面的表现；大便偏硬为阴液亏虚、大肠燥涩之征；舌红、苔薄白、脉弦细为肾阴不足、相火过旺之象，证属肾阴不足、相火过旺，故治以滋阴降火为法，方用经验方消痤汤加减，药以桑椹、女贞子、旱莲草滋肾阴，调整肾之阴阳平衡；桑白皮清泻肺热；侧柏叶、生地黄、丹参凉血化瘀清热；土茯苓、布渣叶除湿解毒，兼去油脂；白花蛇舌草加强清热之力；蔓荆子祛头面之风；甘草清热解毒，并调和诸药。全方共奏滋肾阴、降相火、清血热、祛脂、解毒、散结之效，从而标本兼治。

【病案 2】

陈某，男，21 岁。初诊时间：2009 年 3 月 9 日。

因面部起粉刺、丘疹 8 年，加重 1 个月来诊。患者 8 年前开始面部出现丘疹、粉刺、结节、脓疱、囊肿，1 个月前因学习压力大，患者面部皮损加重，经外院治疗未见缓解，遂到我院门诊寻求中医治疗。刻下症：面颈部散在粉刺、炎性丘疹、结节、小脓疱、囊肿，眠差，二便调。舌红，苔薄白，脉弦细。

专科检查：面颈部散在粉刺、炎性丘疹、结节、小脓疱、囊肿。

中医诊断：肺风粉刺（肾阴不足，相火过旺）。

西医诊断：聚合性痤疮。

治则治法：滋阴降火。

中药处方：消痤汤加减。丹参 20g（后下），蔓荆子 15g，生地黄 20g，土茯苓 20g，桑椹 20g，女贞子 20g，旱莲草 15g，侧柏叶 15g，布渣叶 15g，益母草 15g，桑白皮 15g，甘草 10g，白花蛇舌草 15g，桑叶 10g，夏枯草 15g。

水煎服，每日 1 剂。

其他治疗：消痤灵口服液（广东省中医院自制中成药）内服以滋阴降火，解毒消痤；配合西药多西环素片、维生素 B_1 片内服以抑菌、抗炎、抑脂；外用三黄洗剂，配入赛庚啶片 30 粒（捣碎）摇匀，混合外擦患处，每日 2～3 次；予丹参针于双侧足三里穴位注射，每周 1 次。

二诊：2009 年 3 月 16 日。

面部丘疹、脓疱较前好转，颜色变淡，原有囊肿变小，眉旁可见少许新出皮疹，睡眠好转。舌红，苔薄黄，脉弦细。

中药处方：丹参 20g（后下），蔓荆子 15g，生地黄 20g，土茯苓 20g，桑椹 20g，女贞子 20g，旱莲草 15g，侧柏叶 15g，布渣叶 15g，黄芩 15g，桑白皮 15g，白花蛇舌草 15g，桑叶 10g，夏枯草 15g，甘草 10g。

三诊：2009 年 3 月 23 日。

药后面部丘疹好转，脓疱减少，囊肿变平，耳后有少许新出囊肿，纳眠可，二便调。舌淡红，苔白腻，脉弦细。

中药处方：丹参 20g（后下），蔓荆子 15g，生地黄 30g，土茯苓 20g，桑椹 20g，女贞子 20g，旱莲草 15g，侧柏叶 15g，布渣叶 15g，黄芩 15g，浙贝母 15g，白花蛇舌草 15g，桑叶 10g，夏枯草 15g，甘草 10g。

四诊：2009 年 3 月 30 日。

面部丘疹好转，脓疱明显减少，结节、囊肿变平，耳后仍有散在新出，纳眠可，二便调。舌淡红，苔黄，脉弦细。

中药处方：丹参 20g（后下），蔓荆子 15g，生地黄 30g，土茯苓 20g，桑椹 20g，女贞子 20g，旱莲草 15g，侧柏叶 15g，布渣叶 15g，黄芩 15g，浙贝母 15g，白花蛇舌草 15g，桑叶 10g，甘草 10g，川萆薢 15g。

五诊：2009 年 4 月 9 日。

治疗后面部皮疹消散，耳后散在新出，纳眠可，二便调。舌淡红，苔黄，脉弦细。

中药处方：丹参 20g（后下），蔓荆子 15g，生地黄 30g，土茯苓 20g，桑椹 20g，女贞子 20g，旱莲草 15g，侧柏叶 15g，布渣叶 15g，黄芩 15g，浙贝母 15g，白花蛇舌草 15g，桑叶 10g，夏枯草 15g，甘草 10g。

六诊：2009 年 5 月 4 日。

耳后有新出皮疹，少许瘙痒，纳眠可，二便调。舌淡红，苔黄，脉弦细。

中药处方：丹参 20g（后下），蔓荆子 15g，生地黄 30g，土茯苓 20g，桑椹 20g，女贞子 20g，旱莲草 15g，侧柏叶 15g，布渣叶 15g，黄芩 15g，浙贝母 15g，白花蛇舌草 15g，桑叶 10g，夏枯草 15g，甘草 10g，桑白皮 15g。

按语： 禤教授经过多年的临床实践提出，肾阴不足、冲任失调、相火妄动，熏蒸头面是痤疮的基本发病机理。如本案患者平素肾阴亏虚，面部散在粉刺、丘疹、结节、小脓疱、囊肿为肾阴不足、相火过旺，上熏头面所致；眠差、舌红、苔薄白、脉弦细为肾阴不足、相火过旺之象。证属肾阴不足、相火过旺。当以滋阴降火为治法，方用消痤汤加减，药以女贞子、旱莲草、桑椹滋肾阴；桑白皮、黄芩清泻肺热；侧柏叶、生地黄、益母草、丹参清热凉血化瘀；桑叶、布渣叶、土茯苓、白花蛇舌草清热除湿解毒；蔓荆子祛头面之风；甘草解毒清热并调和诸药。诸药合用，共奏滋阴降火、清热解毒、祛脂之效，患者服药后皮损逐渐好转。

现代人饮食结构中高糖、高油、高热量的食物偏多，且生活节奏快，工作压力大，情绪紧张，常容易导致人的阴阳失调，主要为阴虚火旺、虚火上炎，则易生痤疮。因此，中医学从整体观念出发，注重人与社会合一，治病不失人情。除了正确辨证用药，也要提醒患者树立正确的饮食、起居、情绪管理观念，从而既治已病，又治未病。

第三节　带状疱疹

带状疱疹是由于感染水痘－带状疱疹病毒所引起的皮肤病。临床表现以簇集性水疱沿身体一侧周围神经呈带状分布，伴显著神经痛为特征，可发生于任何年龄，多见于中老年及免疫力低下者，好发于春秋季节，一般愈后不复发。西医以抗病毒、营养神经和止痛治疗为主。部分患者可能发生带状疱疹后遗神经痛。

本病属中医学的"蛇串疮""缠腰火丹"等范畴。中医学认为本病是感受毒邪，阻隔经络，气血凝滞，湿热熏蒸而成。如《外科正宗》曰："火丹者，心火妄动，三焦风热乘之，故发于肌肤之表，有干湿不同，红白之异。干者色红，形如云片，上起风粟，作痒发热，此属心、肝二经之风火……湿者色多黄白，大小不等，流水作烂，又且多痛，此属脾、肺二经湿热。"

禤教授认为本病主要归属肝经，与心、脾、肺相关，其基本病因病机特点为湿热内蕴，感受邪毒，治疗重点为清热利湿，解毒止痛。带状疱疹常见于肝经循行部位带状分布的红斑、疱疹，患处灼热疼痛，伴口苦咽干，小便黄赤，大便干结或稀烂不畅，舌质稍红，苔黄腻，脉弦滑数。辨证属于肝经湿热者，禤教授常选用自拟带状疱疹方加减治疗，疗效满意。其主要药物组成：诃子、牛蒡子、薏苡仁、板蓝根、白芍、七叶一枝花、郁金、延胡索、珍珠母（先煎）、甘草。可根据病情适当加减，湿盛者加苍术、茯苓；胃寒者加陈皮、苏梗；热重者加黄芩、连翘。皮损位于头部加菊花、蔓荆子，以祛风热，引药上行；胸腹部加枳壳、郁金，以宽中理气；腰背部加葛根、桑寄生，以引药走背腰；上肢加桑枝；下肢加牛膝，均为药引之意，以加强疗效。禤教授认为在带状疱疹早期，宜在中医药辨证论治的同时及早联合使用西医的抗病毒药、镇痛剂、抗炎药，可显著缩短疗程，提高疗效。中医方面亦应考虑在辨证论治原则的基础上选用具有理气活血止痛功效的中药，如延胡索、乳香、没药、三七、郁金、白芍、川楝子、枳实等。配以祛风湿豨莶草、木瓜、徐长卿等药往往其镇痛效果明显增强。对年老体弱的患者适当加入补虚之药往往能增强止痛作用，如党参、黄芪、当归、甘草、灵芝之类。中医学理论认为虚则补之，正气得充，则祛邪之力增强，邪去正安。外治方面以入地金牛酊纱布湿敷患处，再配合红外线等照射，具有比较好的止痛作用。入地金牛为芸香科植物两面针的根或枝叶，味苦性温，具有行气止痛、活血散瘀、祛风通络之功效，常用于跌打肿痛、风湿痹痛、胃痛、牙痛等症。如《岭南采药录》记载入地金牛"理跌打及蛇伤。患牙痛，煎水含漱"。此法已作为我科治疗带状疱疹常规外治方法，效果良好。另外依据病情外用云南白药、六神丸、紫金锭等调醋外敷，以及配合针灸疗法、火针、火罐疗法等均有一定的疗效。

禤教授亦重视饮食疗法，常嘱患者饮食要清淡，多吃蔬菜水果，发病期间忌食鱼腥、海味和辛辣之品。必要时还可选用下列药膳，对带状疱疹的恢复有一定的帮助。

1. 薏苡仁粥　薏苡仁 30～60g，加大米适量煮粥，调咸、甜味均可，服食。用于带状疱疹各型，更适用于脾胃湿热型。

2. 马齿苋粥　马齿苋 100～120g，洗净，切成小段，加大米适量，煮成稀粥服食，服时可略加食盐调味。用于带状疱疹肝经湿热，或脾胃湿热。

病案举例

【病案 1】

孙某，男，37 岁。初诊时间：2009 年 6 月 15 日。

因左额部带状红斑、丘疱疹伴疼痛 4 天来诊。患者 4 天前左额部起带状红斑、丘疱疹，疼痛，外院诊断为带状疱疹，给予口服抗病毒药物、维生素，皮疹未消退，局部疼痛，夜难入睡，自觉口干口苦，大便干。刻下症：左额部起带状红斑、丘疱疹，渗液，疼痛，夜难入睡，自觉口干苦，大便干。舌红，苔黄腻，脉弦滑。

专科检查：左额部带状红斑、丘疱疹，部分糜烂渗液。

中医诊断：蛇串疮（湿热火毒，郁阻经络）。

西医诊断：带状疱疹。

治则治法：清热利湿，通络解毒。

中药处方：自拟带状疱疹方加减。诃子 10g，牛蒡子 15g，薏苡仁 20g，板蓝根 20g，白芍 15g，七叶一枝花 10g，郁金 15g，延胡索

15g，珍珠母 30g（先煎），甘草 10g，连翘 10g，徐长卿 15g，鸡内金 15g。

水煎服，每日 1 剂，7 剂。

其他治疗：配合西药盐酸伐昔洛韦片、维生素 B$_1$ 片内服以抗病毒，营养神经；外用喷昔洛韦乳膏抗病毒；中成药新癀片内服以清热利湿止痛。

二诊：2009 月 6 月 22 日。

服药后明显好转，皮疹干涸，散在多个色素沉着斑，已无疼痛，睡眠好转，口苦减轻，大便通畅。舌暗红，苔微黄腻，脉弦滑。

中药继守前方，服 7 剂。

三诊：2009 月 6 月 29 日。

疼痛消失无反复，色素斑变淡，睡眠好转，二便调。舌暗红，苔白，脉弦细。

中药前方去徐长卿，加牡丹皮 15g，继服 7 剂巩固而愈。

按语： 本例患者左额部起带状红斑、丘疱疹，部分糜烂渗液，是湿热火毒郁阻肝胆二经的表现，不通则痛；口干苦、大便干、舌红、苔黄腻、脉弦滑是湿热毒盛之象。故治以清肝经湿热，使肝气顺畅以恢复平衡，使人体的气机调和。自拟方以牛蒡子、徐长卿、连翘、板蓝根、七叶一枝花清肝热解毒，白芍、诃子敛肝火，薏苡仁利湿，郁金、延胡索、牡丹皮、鸡内金通络化瘀止痛，珍珠母镇肝安神，甘草缓急。诸药共奏清热利湿、通络止痛之效，同时配合西药抗病毒治疗，标本兼治，能显著减少后遗神经痛的发生。

【病案 2】

刘某，男，65 岁。初诊时间：2009 年 3 月 26 日。

因右大腿内侧带状红斑、簇状水疱伴疼痛 1 周来诊。患者于 1 周前右大腿内侧无明显诱因出现疼痛，自用活络油不能缓解，两天后出现带状红斑、簇状小疱，伴针刺样疼痛，曾到社区医院予抗病毒治疗，皮疹无消退，疼痛无明显缓解。刻下症：右大腿内侧带状红斑、簇状水疱，针刺样疼痛，纳可，眠差，小便赤，大便可。舌暗红苔黄腻，脉弦滑。既往有高血压10余年，服用西药降压药，控制尚可。

专科检查：右大腿内侧带状红斑、簇状水疱，疱壁紧张，疱液澄清。

中医诊断：蛇串疮（肝胆湿热）。

西医诊断：带状疱疹。

治则治法：清利肝胆湿热。

中药处方：自拟带状疱疹方加减。诃子10g，牛蒡子15g，薏苡仁20g，板蓝根20g，白芍15g，七叶一枝花10g，郁金15g，延胡索15g，甘草10g，连翘10g，鸡内金15g，石决明30g（先煎）。

水煎服，每日1剂。配合田七胶囊3g以中药汤剂送服，每日2次。

其他治疗：西药配合盐酸伐昔洛韦片、维生素 B₁ 片内服以抗病毒，营养神经；外用喷昔洛韦乳膏抗病毒；中成药新癀片内服以清热利湿止痛。

二诊：2009年4月2日。

红肿较前消退，部分水疱结痂，未见新起皮疹。疼痛减轻，纳可，眠欠佳，二便可。舌暗红，苔黄腻，脉弦滑。

中药前方去石决明，改用珍珠母30g（先煎），继服7剂。

三诊：2009年4月9日。

服药后红肿明显消退，大部分皮疹结痂，疼痛明显减轻，微痒，纳可，眠好转，二便可。舌暗红，苔微黄腻，脉弦滑。

中药前方加徐长卿15g。

四诊：2009年4月16日。

红肿已消退，水疱结痂，无明显疼痛，纳眠可，二便调。舌暗红，苔黄，脉弦。

现热毒渐退，中药前方去板蓝根，继服7剂。

配合中成药薄芝片口服，每日 3 片，以调节免疫，巩固治疗。

按语： 本案患者右大腿内侧带状红斑、簇状水疱、小便赤为肝胆湿热毒盛，湿热毒邪壅阻，经络不通，故发为针刺样疼痛，证属肝胆湿热，治以清利肝胆湿热，方用自拟带状疱疹方，药以七叶一枝花、板蓝根、牛蒡子、连翘清热解毒，石决明、珍珠母潜阳息风，郁金、延胡索活血行气止痛，白芍、徐长卿柔肝息风，诃子敛肝降火，鸡内金、薏苡仁健脾祛湿。诸药和调，共奏清利肝胆湿热、行气止痛之效。

第四节　红斑狼疮

红斑狼疮是自身免疫性疾病。其临床表现复杂，除有皮肤、黏膜及关节病变外，常累及内脏导致多系统损害。其发病与遗传、内分泌、免疫和环境等多种因素有关。西医以糖皮质激素、免疫抑制剂、非甾体类抗炎药、抗疟药和生物制剂等治疗。因本病病程长，长期用药不良反应较多。在有效治疗的同时尽量减少药物副作用是临床十分重视的问题。

红斑狼疮属于中医学的"红蝴蝶疮""马缨丹""日晒疮""温毒发斑"等范畴。先天禀赋不足，肾阴虚损，虚火上炎是本病的主要病因病机。肾主藏精，精血不足，阴虚火旺，虚火上炎，兼因腠理不密，外邪入侵，两热相搏，热毒入里，瘀阻脉络，故内伤及脏腑，外阻于肌肤而致本病。

红斑狼疮临床表现繁多，病理性质虚实错杂，治疗应按不同的临床表现和不同阶段进行。本病正虚是主要因素，外邪是致病条件，故总的治则是抓住扶正与祛邪二端。总结禤教授治疗红斑狼疮的经验，有以下几个要点。

1. 以肾虚为本，辨病、辨证相结合

肾为先天之本，亦为一身阴阳之根本，肾虚不足，百病由是而生。《景岳全书·虚损》云："肾水亏，则肝失所滋而血燥生；肾水亏，则水不归源而脾痰起；肾水亏，则心肾不交而神色败；肾水亏，则盗伤肺气而喘嗽频……。故曰：虚邪之至，害必归肾；五脏之伤，穷必归肾。"肾虚是本病发生的主要原因，尤以阴虚常见；肾虚时，五脏六腑皆不足，邪毒易侵犯各脏。血属阴，气属阳，阴阳不调，则血流不畅，故易造成气血失运而致经络阻滞，如复遇日光照射，邪毒化火，迫血妄行则发生红斑。禤教授认为本病在急性期多表现为热毒炽盛，慢性期常表现为以正虚为主。如果因为日晒等原因再次感邪又可表现为急性发作而见热毒炽盛的症状。所以对本病的治疗必须辨证地对待，急则治其标，缓则治其本，治本补虚勿忘祛邪，治标祛邪勿忘扶正，辨证与辨病相结合，对本病各个阶段的临床征象进行认真分析，针对主要矛盾进行中西医结合治疗。

2. 补肾阴为主，标本兼治

本病虽病机复杂，但肾阴亏虚、瘀毒内蕴是贯穿病程之主线，补肾滋阴为其治疗前提。本病最常见的临床症状有颜面红斑、身热起伏、脱发、面赤潮红、头目眩晕、腰膝酸痛、劳则加重；女子月经不调，经色紫暗，或经来腹痛，甚则闭经；反复口舌生疮，肌肤瘀点、瘀斑，舌质红或有瘀点，苔黄，脉细数等。禤教授治疗本病以补肾阴、解瘀毒，标本兼治为原则。方药以六味地黄汤加青蒿、益母草为基本方，生地黄、熟地黄同用。方中生地黄味甘、微寒，气薄味厚，归心、肝、肾经，具有滋阴清热、凉血补血之功；熟地黄味甘、性温，能补血滋阴、益精填髓；青蒿清虚热；益母草活血化瘀、调经、利水，近来常用于肾脏疾病的治疗，有利尿消肿、改善肾功能的功效。加之与山茱萸、山药、茯苓、牡丹皮、泽泻诸药配伍以补虚泻实，标本兼顾，补而不滞，泻而不虚。现代研究表明，六味地黄汤有提高机体免疫力的功效，使机体自我修复能力得以调动，从而逐步调整阴阳的失衡。

当然红斑狼疮临床表现错综复杂，除肾虚瘀毒外，尚有毒热炽盛、脾肾阳虚、风湿热痹等其他证型，应辨证施以祛风散寒、温补脾肾、化饮利水、凉血解毒等法。

3. 疗效唯上，中西并举

本病在病情活动期有高热、关节痛、斑疹等表现者，以激素治疗为主，迅速给药，保护重要脏器，同时采用清热解毒、凉血护阴的中药辅助治疗。病情控制后，由于炎症病变的破坏与消耗，机体抵抗力降低，加之大剂量应用激素，引起机体的代谢和内分泌紊乱，水、电解质平衡失调。从中医学角度看是毒热耗伤气阴，产生如神倦乏力、心烦不眠、五心烦热、低热缠绵、自汗盗汗、舌红少苔等症状，辨证为肾阴亏耗，气阴两伤，阴阳失调。治宜扶正祛邪，养阴益气，调和阴阳。此时应以中药为主，调节整体阴阳气血及脏腑机能，减轻激素的副作用。

验案举例

【病案 1】

胡某，女，58 岁。初诊时间：2009 年 8 月 5 日。

因面部蝶形红斑伴关节疼痛半年来诊。半年前患者面部出现蝶形红斑，双侧指关节疼痛，时有低热，无口腔溃疡。外院诊断为系统性红斑狼疮。现维持口服强的松 15mg，每日 1 次。刻下症：面部红斑，遇光加重，双侧指关节疼痛，时感低热及烦躁，无口腔溃疡，胃脘部烧心感伴泛酸，口干口苦，纳眠可，二便调。舌红，苔微黄，脉弦细。

专科检查：面颊部、鼻部蝶形红斑，无口腔溃疡，无甲周瘀斑。双手指关节无畸形。

实验室检查：我院查抗核抗体阳性，定量 237.7；尿常规：潜血
（＋）；红细胞沉降率 29mm/h；C3 1.98g/L，C4 0.5g/L；血常规、肝功能、
肾功能未见明显异常。

中医诊断：红蝴蝶斑（阴虚火旺）。

西医诊断：系统性红斑狼疮。

治则治法：滋阴补肾，清热凉血。

中药处方：六味地黄汤加减。蕤仁肉 15g，熟地黄 15g，牡丹皮
15g，山药 15g，茯苓 15g，益母草 15g，生地黄 15g，青蒿 5g（后下），
甘草 5g，海螵蛸 20g，浙贝母 15g，延胡索 15g。

水煎服，每日 1 剂。

其他治疗：滋阴狼疮胶囊（广东省中医院自制中成药）内服以滋
阴降火，凉血活血；强的松继续维持原剂量。配合补钙护胃等治疗。

二诊：2009 年 8 月 26 日。

患者诉用药后病情稳定，胃脘部不适、指关节疼痛稍好转，近期
上感，鼻塞，头痛。舌红，苔微黄，脉弦数。

中药处方：蕤仁肉 15g，熟地黄 15g，牡丹皮 15g，山药 15g，茯
苓 15g，益母草 15g，生地黄 15g，青蒿 5g（后下），甘草 5g，海螵蛸
20g，浙贝母 15g，延胡索 15g，鸡血藤 15g，薄盖灵芝 10g，蔓荆子
15g。

其他治疗：同前。

三诊：2009 年 9 月 9 日。

面部蝶形红斑颜色较前变淡，轻微头痛。舌红，苔微黄，脉弦细。

中药处方：蕤仁肉 15g，熟地黄 15g，牡丹皮 15g，山药 15g，茯
苓 15g，益母草 15g，生地黄 15g，青蒿 5g（后下），甘草 5g，海螵蛸
20g，浙贝母 15g，延胡索 15g，鸡血藤 15g，薄盖灵芝 10g，蔓荆子
15g。

其他治疗：同前。

四诊：2009 年 9 月 23 日。

面部红斑较前明显变淡，双手轻微麻木感，已无头痛。舌红，苔微黄，脉弦。

中药处方：蕤仁肉 15g，熟地黄 15g，牡丹皮 15g，山药 15g，茯苓 15g，益母草 15g，生地黄 15g，青蒿 5g（后下），甘草 5g，海螵蛸 20g，浙贝母 15g，延胡索 15g。

其他治疗：加硫酸羟氯喹 0.2g，每日 2 次，口服，余同前。

五诊：2009 年 11 月 8 日。

面部红斑基本消退，双手轻微麻木感。舌淡红，苔微黄，脉弦。

中药处方：蕤仁肉 15g，熟地黄 15g，牡丹皮 15g，山药 15g，茯苓 15g，益母草 15g，生地黄 15g，青蒿 5g（后下），甘草 5g，海螵蛸 20g，浙贝母 15g，延胡索 15g。

其他治疗：同前。

按语： 本例患者因先天禀赋不足，肾阴亏虚，肾主骨，肾虚可见双侧指关节疼痛；阴虚内热，故见胃脘部烧心感伴泛酸；阴虚血热，热毒外溢肌肤，则见面部红斑；舌红、苔微黄、脉弦细均为阴虚火旺之征。因此，治疗以滋阴补肾、清热凉血为宗旨，方药以六味地黄汤随证加减。六味地黄汤之性沉降静守，能平躁动上升之虚火。方中生地黄味甘、微寒，气薄味厚，沉而降，归心、肝、肾经，具有滋阴清热、凉血补血之功；熟地黄味甘、性温，能补血滋阴、益精填髓。常可加益母草以活血化瘀、调经、利水，保护肾功能。蕤仁肉养肝清热。知母降虚火，助面部皮疹及四肢关节疼痛消退；茯苓、山药健脾补肾；薄盖灵芝安神，甘草补脾益气、调诸药。现代研究表明，六味地黄汤有提高机体免疫力的功效，使机体自我修复能力得以调动，从而逐步恢复机体平衡。

第五节　皮肤癣菌病

皮肤癣菌病是指由病原真菌感染皮肤黏膜引起的疾病，又称为浅部真菌病，常见头癣、手足癣、甲真菌病、体股癣、花斑糠疹、皮肤黏膜念珠菌病等。西医以局部外用或口服抗真菌药治疗为主。

皮肤癣菌病属于中医学的"白秃疮""赤秃疮""肥疮""鹅掌风""臭田螺""鹅爪风""圆癣""紫白癜风"等范畴。中医文献对头癣记录较早，我国最早的中医外科专著《刘涓子鬼遗方》中已有用雄黄、矾石、水银、黄柏等治疗头癣的记载。

本病病因病机主要是由于人体外感风湿热之邪，蕴积生虫，侵害皮肤，日久脾虚血燥、肌肤失养所致。中医以外治为主，以清热解毒、养阴燥湿、杀虫止痒为治法。禤教授常用外治方为大黄 30g，地榆 30g，苦参 30g，蛇床子 20g，枯矾 15g，荆芥 15g，甘草 20g，水煎泡洗。或者用枯矾、黄柏、五倍子各等量，共研细末，撒在患部。

体癣、股癣常常由手癣、足癣、甲癣传染而来，因此应积极根治手癣、足癣和甲癣。防治真菌病应注意保持癣病多发部位的干燥清爽。洗澡后在阴股部局部撒些爽身粉，在趾缝间撒些脚气粉可起到预防作用。平时穿着的内裤不要过紧过厚，以通风透气为宜。避免逗猫、狗等动物，动物长癣后也应积极治疗，以防传染。

病案举例

林某，女，51 岁。初诊时间：2005 年 4 月 21 日。

因双手粗糙增厚脱屑 2 年余就诊。缘于患者 2 年前长期接触清洁剂后出现双手粗糙、增厚、脱屑，时有瘙痒疼痛，冬季加重，曾在当地医院诊治，皮损涂片查真菌阳性（未见报告），予激素、抗真菌药物外用治疗效果欠佳，遂至广东省中医院门诊就诊。刻下症：双手指间、掌心皮肤角化过度、脱屑、皲裂，时有瘙痒疼痛，双足趾间未见脱屑皲裂，纳眠可，二便调。舌淡暗，苔白，脉弦细。

专科检查：双手指间、掌心皮肤角化过度脱屑、皲裂。

中医诊断：鹅掌风（血虚风燥）。

西医诊断：手癣。

治则治法：祛风止痒，养血润燥。

中药处方：消炎止痒外洗方加减。苦参30g，地榆30g，大黄30g，大飞扬30g，地肤子30g，蛇床子30g，荆芥20g，枯矾30g，甘草20g。

水煎外洗，每日2次。

其他治疗：养血止痒片（广东省中医院自制中成药）内服以养血润燥，祛风止痒；派瑞松、复方蛇脂软膏、肤必润混合外擦以抑菌消炎润肤。

二诊：经治疗后，现双手指间、掌心皮肤角化过度、脱屑较前明显减少，皲裂好转，纳眠可，二便调。舌淡红，苔白，脉弦。

前方稍作调整：苦参30g，地榆30g，大黄30g，大飞扬30g，地肤子30g，蛇床子30g，荆芥20g，枯矾30g，甘草20g，黄精30g。

水煎外洗，每日2次。

按语： 中医学认为本病由于虫邪乘虚而袭肌肤，气血不能荣润，肌肤失养所致。故治疗上常以疏风润燥杀虫为法，外用中药常取得良效。消炎止痒外洗方为禤教授经验方，以苦参、大黄、枯矾燥湿杀虫，地榆解毒敛疮，大飞扬、地肤子、蛇床子、荆芥祛风止痒，甘草调和诸药。全方奏祛风止痒杀虫解毒之效。适当配合内服成药养血止痒片、外用药膏等达到养血润燥效果。用药后患者双手脱屑、皲裂明显好转，原方加黄精以养阴润燥，继续用药1个月后患者双手皮损痊愈。

第六节 湿 疹

湿疹是一种由多种内外因素引起的，以皮疹多形、对称分布、有明显渗出倾向、剧烈瘙痒、易演变成慢性为特征的变态反应性皮肤病。按皮损特点临床可分为急性、亚急性和慢性湿疹。西医以外用糖皮质激素为本病的一线治疗药物，但是长期反复使用常出现治疗抵抗和病情反跳。

湿疹好发于某些特定部位，中医学依据其发病部位和性质特点而有"浸淫疮""血风疮""旋耳疮""四弯风"等不同名称。中医学对湿疹的认识历史悠久。早在《素问·至真要大论》中就有了"诸痛痒疮，皆属于心"，"诸湿肿满，皆属于脾"的记载，认识到心、脾与湿疹发病密切相关。明清时期，对于湿疹病机的认识渐趋成熟。清代《医宗金鉴·外科心法要诀》云（浸淫疮）："此证初生如疥，瘙痒无时，蔓延不止，抓津黄水，浸淫成片，由心火脾湿受风而成。"提出了湿疹病机关键在于"心火脾湿"。

本病常因饮食失节，嗜酒或过食辛辣动风之品，伤及脾胃，脾失健运，致使湿热内蕴，加之外感风湿热邪，内外两邪相搏，浸淫肌肤发为本病。对于急性湿疹轻症的患者可以单用中医或西医治疗，重症者则应采用中西医结合的方法治疗，内外合治。慢性湿疹患者以中医治疗为主，适当配合西医对症治疗。

验案举例

【病案1】

洪某，男，57岁。初诊时间：2007年9月6日。

因躯干、四肢出现红斑、丘疹伴瘙痒反复发作10年余就诊。患者

10年前无明显诱因于四肢出现红斑、丘疹伴瘙痒，在多家医院诊断为湿疹，经用抗过敏、外用激素类软膏及中药治疗后，效果欠佳，病情反复发作并渐加重。为求进一步诊治，遂来广东省中医院进行中医治疗。刻下症：躯干、四肢红斑、丘疹，瘙痒剧烈，夜晚尤甚，睡眠不安，口干口苦，纳可，大便干结，三日一行，小便调，无畏寒发热。舌质红，苔微黄腻，脉弦细。

专科检查：躯干、四肢散在片状红斑、丘疹，可见抓痕及血痂，部分皮损肥厚粗糙呈苔藓样变，未见明显渗出。

中医诊断：湿疮（湿热蕴毒）。

西医诊断：慢性湿疹。

治则治法：清热解毒，祛风利湿。

中药处方：自拟皮肤解毒汤加减。乌梅15g，莪术10g，紫草15g，防风15g，土茯苓20g，牡丹皮15g，徐长卿15g，紫苏叶15g，柴胡15g，生地黄15g，白鲜皮15g，珍珠母30g（先煎），苦参10g，地肤子15g，甘草10g。

水煎内服，每日1剂，5剂。

其他治疗：给予抗组胺药内服、外用糖皮质激素软膏，以及广东省中医院自制中成药消炎止痒霜以清热消炎，祛风止痒。

二诊：2007年9月13日。

经治疗后，皮疹瘙痒已经有所减轻，大便仍干，余无其他不适，舌脉同前。

予上方加生地黄至30g，续服1个月。

三诊：2007年12月10日。

在当地按照原方取药又服用2个月，病情已经明显好转，红斑、丘疹消退，部分皮损仍见苔藓样变，偶有瘙痒，纳眠可，二便调。舌淡红，苔薄黄，脉弦。

效不更方，原方续服1个月，以资巩固。

四诊：2009 年 2 月 2 日。

2008 年一年间皮肤已经完全康复，遂放松警惕，过年期间过食肥甘厚味，导致病情反复。观其脉证与皮肤解毒汤之方义仍符合，遂仍以此方加减调治而愈。

【病案 2】

王某，男，59 岁。初诊时间：2008 年 6 月 2 日。

患者因双侧手背皮肤粗糙肥厚、脱屑伴瘙痒 5 年余就诊。患者诉近来瘙痒剧烈，大便干结，口干。舌红，苔少，脉数。

专科检查：双侧手背对称密集分布米粒大小褐色丘疹，皮损增厚粗糙，少许脱屑。

中医诊断：湿疮（血热风燥化毒）。

西医诊断：湿疹。

治则治法：祛风解毒，凉血润燥。

中药处方：自拟皮肤解毒汤加减。乌梅 15g，莪术 15g，五味子 10g，白鲜皮 15g，冬瓜仁 15g，紫草 10g，紫苏叶 10g，防风 10g，生地黄 15g，赤芍 15g，牡丹皮 15g，玄参 15g，苦参 10g，蝉蜕 10g，甘草 10g。

水煎服，每日 1 剂，7 剂。

其他治疗：用艾洛松、复方蛇脂软膏及广东省中医院自制剂消炎止痒霜各 1 支，嘱其混合外用以消炎止痒。

二诊：2008 年 6 月 9 日。

药后病情明显好转，皮损色变淡，脱屑减少，瘙痒减轻，大便通畅，口干好转，唯诉药味难闻，遂去气味厚重之紫草，加桑叶 10g，加强祛风之力。

三诊：2008 年 6 月 23 日。

皮损变薄，色明显变淡，无新出皮损，患者诉药后皮损基本不痒，然睡眠较差，方中遂加酸枣仁 15g 以养心安神，去苦寒之苦参。

四诊：2008 年 7 月 21 日。

皮损基本痊愈。原方续服以巩固疗效。

按语： 皮肤解毒汤源于《续名家方选》记载的从革解毒汤。据云从革解毒汤为"治疥疮始终之要方……凡疥疮，不用他方，不加他药，奏效之奇剂也"。其组成药物包括金银花、土茯苓各二钱，川芎一钱，莪术、黄连各七分，甘草二分。禤教授分析"金曰从革"，从革乃肺主皮肤之义，从革解毒汤即皮肤解毒汤。从方药组成来看，方以金银花、土茯苓、黄连、甘草解毒为主，其中金银花归肺经，善解疮痈热毒；土茯苓归肝经，善解肝胆湿热毒邪；黄连归心经，善解火热毒邪；甘草归脾经，善解诸药毒；川芎、莪术归肝经，善解瘀毒，是以共奏解毒通瘀之功，组方确有独特之处。在反复实践中，禤教授取从革解毒汤之义，经加减变化，组成新方并命名为皮肤解毒汤，更贴近临床实用。皮肤解毒汤由乌梅 15g，莪术 10g，土茯苓 20g，紫草 15g，紫苏叶 15g，防风 15g，徐长卿 15g，甘草 10g 组成。方取乌梅滋阴解毒，莪术祛瘀解毒，土茯苓利湿解毒，紫草凉血透疹解毒，紫苏叶解鱼虾毒，防风祛风解毒，徐长卿通络解毒，甘草善解药毒。全方关键在解毒，解除外犯之毒和内蕴之毒。随证可根据各种毒邪的轻重加减药物。如知母配乌梅可加强滋阴解毒；石上柏、九节茶配莪术可加强活血解毒；川草薢、白鲜皮、茵陈配土茯苓可加强利湿解毒；生地黄、七叶一枝花、半边莲、鱼腥草配紫草可加强清热凉血解毒；蒲公英、葛花配紫苏叶可加强解食积酒毒和鱼虾毒；苦参、地肤子、白蒺藜配防风可加强祛风解毒；当归、川芎、地龙、全蝎配徐长卿等虫类药可加强活血通络解毒。

以上两例患者患湿疹多年，经多方治疗未效，病情极为顽固，关键病机在于湿热毒邪胶结，治疗的重点在于首先解毒，毒化则湿热可迎刃而解。故治以解毒祛风、凉血润燥法，以皮肤解毒汤加减化裁，适当配伍外用药物治疗，使多年顽疾得以治愈。

【病案 3】

彭某，男，5 岁。初诊时间：2008 年 10 月 22 日。

因四肢红斑、丘疹、水疱伴瘙痒 1 月余来诊。患者 1 个月前四肢出现红斑、丘疹，伴瘙痒，搔抓后起水疱，糜烂渗液，曾在外院诊治，考虑为湿疹，给予苯海拉明、维丁胶性钙肌注，口服抗过敏药物，外搽药膏，效果欠佳，皮疹无明显消退，瘙痒剧烈。刻下症：神清，精神可，四肢散在红斑、丘疹、水疱，有抓痕、脱屑，皮损处可见黄色渗液，部分结痂，纳可，眠欠佳，大便偏烂，小便调。舌淡，苔微黄腻，脉弱。

中医诊断：湿疮（脾虚风湿热蕴）。

西医诊断：湿疹。

治则治法：健脾利湿，清热祛风止痒。

中药处方：自拟小儿湿疹方加味。太子参 10g，茯苓 10g，山药 10g，薏苡仁 10g，防风 10g，布渣叶 10g，灯心草 2g，生地黄 10g，徐长卿 5g，紫苏叶 5g，蝉蜕 5g，甘草 5g。

水煎服，每日 1 剂，7 剂。

二诊：2008 年 10 月 29 日。

服药后皮损减少，渗液减轻，少许新发皮疹，仍瘙痒，纳可，眠欠佳，大便成形，小便调。舌淡，苔微黄腻，脉弱。风、湿、热渐有去路，在上方基础上，加白鲜皮 15g 以清热燥湿，续服 20 剂。

三诊：2008 年 11 月 19 日。

服药后皮疹、抓痕、脱屑减少，渗液减轻，间有反复，少许新发皮疹，以下肢为主，纳可，眠一般，二便可。舌淡，苔白微腻，脉弱。病情间有反复，新发皮疹以下肢为主，为湿邪困阻。改茯苓为土茯苓 15g，加川萆薢 15g，以加强除湿解毒之力；同时改生地黄为 15g，以凉血清热，防利湿药太过伤阴。继服 30 剂。

四诊：2008 年 12 月 20 日。

药后病情好转，皮疹大部分消退，瘙痒明显减轻，纳眠可，二便调，舌淡，苔薄白，脉弦。病至后期，外邪渐清，本虚为主要矛盾，改土茯苓为茯苓，加鸡内金 7g，消食导滞，健运脾土，以治其本。继服 14 剂。

五诊：2009 年 1 月 4 日。

四肢皮疹基本消退，未见新发皮疹，偶有微痒不甚，纳眠可，二便调，舌淡，苔薄白，脉缓。郁结之风、湿、热邪得以分消，正气得以恢复，病情向愈。

继服 14 剂，巩固疗效。随访 1 个月未见复发。

按语：小儿湿疹多由于素体脾弱，禀赋不耐，加之饮食失调，湿热内蕴，或外感风、湿、热诸邪相搏于皮肤所致。本案患者大便烂、舌淡、脉弱为脾虚湿蕴之象；脾虚生湿，湿郁化热，兼之脾虚易外感风、湿、热，诸邪蕴结肌肤，故发为四肢红斑、丘疹，糜烂渗液，伴瘙痒。证属脾虚风湿热蕴。治以健脾利湿，清热祛风止痒。禤教授常用自拟小儿湿疹方加味，方中太子参、茯苓、布渣叶、山药、薏苡仁健脾祛湿以治其本，紫苏叶、防风、蝉蜕、徐长卿祛风止痒，灯心草、生地黄、甘草凉血清热解毒，痒甚加白鲜皮加强止痒，湿邪黏滞难去，以土茯苓、川萆薢加强利湿解毒之力，后期加重茯苓用量，加鸡内金以健运脾胃。诸药和调，使风、湿、热邪得以分消，正气得以恢复，病情向愈。

第七节　荨麻疹

荨麻疹是一种变态反应性皮肤病，以全身或局部起风团伴瘙痒为特征。急性荨麻疹可在短期内痊愈，慢性荨麻疹则反复发作，迁延数月甚至数年难愈。荨麻疹的病因较为复杂，可由食物、药物、接触物、感染、其他疾病继发及精神因素等引起。西医一般以抗组胺药为本病的一线治疗药物。

中医学将本病称作"瘾疹"，俗称"风疹块"。禤教授将本病的病因病机归纳为以下几个方面：①禀赋不耐，易感受外邪侵袭和食物过敏而发病。②外邪侵袭，六淫之气均可侵袭人体而诱发荨麻疹，其中以风、寒、湿、热邪最为常见。③饮食失调，过食膏脂厚味或鱼腥海鲜，损伤肠胃，脾失健运，湿热毒内蕴，外发于肌肤而诱发风团、瘙痒。④七情内伤，如紧张、焦虑、抑郁等将引起肝脾不和，脏腑功能失调，亦可引发荨麻疹。⑤气血虚弱，营卫不固，腠理疏松，易感受风寒、风热等外邪而发病，或血虚生风而发病。临证时须分清急性、慢性、虚实、寒热，辨证论治。

禤教授认为，对于急性荨麻疹轻症患者，多为热证、实证，治以疏风清热、凉血解毒为主，可较快控制临床症状。急重型荨麻疹大多发病急，症状重，需要积极地使用中西医结合治疗，必要时需要立即使用肾上腺素和糖皮质激素以抢救生命，否则可引起喉头水肿窒息、过敏性休克等。慢性荨麻疹多为虚证，由于病因复杂，容易复发，以中医治疗为主，以益气养血、祛风固表为治法，风团发作期间中药、西药并用，待皮疹控制以后停用西药或渐减西药，继续用中医中药巩固治疗。

禤教授强调在药物治疗之外还需注意日常调摄。在生活上，尽量找出发病诱因，食物如鱼虾海鲜、辛辣物、酒类，化学刺激物如花粉、灰尘、动物皮屑、汽油、油漆、杀虫喷雾剂、农药、煤气，药物如青霉素、链霉素、四环素、氯霉素、磺胺、安乃近、阿司匹林等；随气温变化应适当增减衣物；患冷性荨麻疹的人不要冷水浴，冬季要注意保暖；胆碱能性荨麻疹患者应保持身体凉爽，避免出汗；注意卫生，避免昆虫叮咬；多饮水，保持大便通畅；加强体育锻炼，增强体质，适应寒热变化。

保持良好的心态，可以使人体气机调和，血脉流畅，正气充沛，久而久之，有助于病情的缓解。荨麻疹患者应尽量避免精神刺激和过度劳累。朋友与家人应尽量开导患者，以免患者产生抑郁情绪。患者亦应注意培养积极乐观的人生观，工作上注意劳逸结合，保持健康心态，提高机体抵抗力。

药膳可选择如下方案。

红枣猪胰汤：红枣 30g，猪胰 1 个，食盐适量，加水炖熟，饮汤，吃猪胰、红枣，每日 1 次，两个月为 1 个疗程，治疗荨麻疹气血不足者。

病案举例

【病案 1】

张某，男，47 岁。初诊时间：2008 年 4 月 28 日。

因反复双下肢风团 20 余年，加重半年来诊。患者 20 多年前在云南生活时开始出现双下肢风团、红斑、瘙痒，遇寒则发，数小时内可消退无痕迹，一直未系统诊治。1 年前患者因大量饮酒后出现风团增多，蔓延至躯干及上肢，并在进食海鲜、酒类或遇热后加重。曾在外院诊治，效果欠佳。刻下症：躯干、四肢散在红斑、风团，瘙痒剧烈，可见抓痕，皮肤划痕征阳性。胃纳欠佳，眠可，二便调。舌暗红，苔黄腻，脉弦滑。

中医诊断：瘾疹（风湿热证）。

西医诊断：荨麻疹。

治则治法：清热除湿，疏风活血。

中药处方：皮肤解毒汤加减。延胡索 15g，莪术 10g，生地黄 15g，白鲜皮 15g，紫草 15g，紫苏叶 15g，土茯苓 15g，徐长卿 15g，牡丹皮 15g，葛根 15g，银柴胡 15g，蝉蜕 10g，防风 15g，甘草 10g。

水煎服，每日 1 剂，7 剂。

二诊：2008 年 5 月 11 日。

药后风团发作次数减少，瘙痒明显减轻，胃纳好转，眠可，二便调。舌暗红，苔白腻，脉弦略滑。

此为热象渐退，但患者病程迁延，病久入络，瘀象仍明显。当增搜风通络之品，故前方加全蝎 10g。煎服法同前。

再服 7 剂后痊愈。随访半年，患者偶尔饮酒或进食虾蟹均未见发病。

按语： 本例荨麻疹患者久居潮湿之地，湿邪下注，故皮损好发于双下肢。患者移居岭南后，饮食失节，外感及内生湿热，皮损泛发于全身。红斑、风团，瘙痒剧烈，为风邪夹热之征；皮损反复发作，迁延难愈，为湿邪黏滞之象；胃纳欠佳、苔黄腻、脉弦滑为湿热之象；久病入络，故见舌暗红之瘀象。拟皮肤解毒汤加味以清热利湿、凉血活血、祛风止痒。因患者有慢性胃炎病史，改皮肤解毒汤中的乌梅为延胡索以理气护胃，加白鲜皮、紫苏叶、徐长卿、蝉蜕、防风以疏风解毒止痒，加生地黄、牡丹皮、银柴胡以清热凉血解毒，葛根解毒透疹，甘草调和药性。全方共奏清热解毒、利湿止痒、疏风通络之效。服药后患者湿热之象明显改善，仍有瘙痒，加入全蝎以加强搜风通络之效。

【病案 2】

刘某，男，38 岁。初诊时间：2008 年 1 月 9 日。

因全身反复起风团伴瘙痒 1 月余来诊。患者 1 个月前全身反复起风团、瘙痒，伴腰膝酸软，潮热盗汗，动则气喘，经中西医多方治疗仍反复发作。刻下症：面、颈、胸、背见多处淡红色风团，瘙痒，动则气喘，腰膝酸软，潮热盗汗，二便调。舌淡，苔少，脉细。

中医诊断：瘾疹（肺肾不足，风邪侵袭）。

西医诊断：慢性荨麻疹。

治则治法：补肾敛肺，祛风止痒。

中药处方：六味地黄汤加味。熟地黄 15g，山茱萸 15g，山药 15g，茯苓 15g，牡丹皮 15g，泽泻 15g，何首乌 15g，乌梅 10g，白蒺藜 15g，五味子 10g，酸枣仁 30g，甘草 10g。

水煎服，每日 1 剂，14 剂。

二诊：2008 年 1 月 23 日。

药后风团减少、颜色变淡、瘙痒减轻，腰酸、盗汗好转，气喘不明显，纳眠可，二便调。舌淡，苔少，脉细。诸症好转，效不更方，上方继服 14 剂，煎服法同前。

三诊：2008 年 2 月 9 日。

风团消失，无瘙痒，腰酸不明显，无盗汗，无气喘，纳眠可，二便调。舌淡，苔白，脉细。病情基本告愈，继续予上方 7 剂巩固。

按语：慢性荨麻疹属中医学"瘾疹"范畴，其发病与素体禀赋不耐，肺卫不固，加之风湿热诸邪侵犯皮肤有关。因肾为卫气之根，肺主皮毛，肺肾不足则卫气不能温分肉，肥腠理，且肾水亏虚，不能涵木，内外之风同气相求，故风团反复难除。采用六味地黄汤滋阴补肾，助卫气而涵肝木，五味子、乌梅敛肺，白蒺藜祛外风而平肝，肺肾功能正常则卫气功能复常，疾病自愈。肾为五脏之本，肾虚则五脏皆虚。禤教授认为慢性皮肤病常反复发作、缠绵难愈，肾虚是影响疾病复发的重要因素。补肾不仅是扶正的主要手段，也是调动和激发人体正气、驱除疾病的中心环节，犹如"阳光一出，阴霾四散"。

第八节　银屑病

银屑病是一种常见的慢性皮肤病，具有特征性红色丘疹或斑片，上覆有银白色鳞屑。本病病因不明，发病机制复杂。目前的治疗方法大多数只能达到近期的缓解，难以根治，亦不能制止复发。老年人患银屑病并发症多，特别是心血管系统及消化系统并发症常见，肿瘤发病率亦高。西医治疗原则主要是快速控制病情，维持缓解期，最大限度地减少药物的副作用。临床上常用抗肿瘤药、免疫抑制剂、维甲酸类、糖皮质激素、抗生素、生物制剂等。

银屑病属中医学"白疕""松皮癣"等范畴。禤教授认为本病发病多由内外合邪所致，血燥为本，瘀毒为标。在银屑病进行期，大部分患者表现为血燥化热、热毒炽盛证。热毒炽盛，迫血妄行而成瘀；在稳定期，主要是由各种毒邪侵害人体，积聚皮肤，而致气血凝滞，营卫失和，经络阻塞，毒邪久蕴，积久难化而成；在消退期，多数留有色素沉着，此为气滞血瘀的表现。禤教授辨治银屑病以养血润燥、凉血解毒、化瘀通络为法，常用自拟方银屑灵方（由生地黄、当归、赤芍、紫草、莪术、金粟兰、土茯苓、乌梅、甘草等组成）加减。方中生地黄滋阴凉血填精为君药。当归补血养阴、和营养血，赤芍清热凉血，紫草凉血解毒，莪术破血散结，金粟兰、土茯苓解毒消肿。上述药物相合，补中有通，补而不滞，养血润燥，活血通络，使营血周流无阻，肌肤得养，共为臣药。乌梅生津润燥，为佐药。甘草为使药。

禤教授强调银屑病应注意生活调摄、饮食调摄、精神心理调摄，做到这些方面可以达到事半功倍的效果。

1. 生活调摄

（1）注意天气变化，防止感冒发生，在冬季应注意润肤，防止气候因素诱发或加重病情。

（2）生活要有规律，防止过度疲劳，避免外伤。患者应戒烟限酒、坚定信心。

（3）平时注意体育锻炼，增强体质，提高机体免疫功能。

2. 饮食调摄

银屑病患者应忌食辣椒、葱、蒜等刺激性食物。但不要盲目忌口。

红皮病、银屑病患者常大量脱屑，容易形成低蛋白血症。若该类患者盲目忌口，易致蛋白摄入不足，从而不利于疾病的康复。

以下几款食疗方适宜银屑病患者辨证服用。

（1）赤小豆绿豆芦根粥：赤小豆 30g，绿豆 30g，芦根 10g，大米 50g。将芦根洗净，与二豆、大米煮粥服食。

（2）赤小豆黄芪粥：赤小豆 50g，黄芪 50g，大米 30g。将黄芪加水 1500mL，煎取 1000mL，纳入大米、赤小豆煮粥服食。

（3）地黄丹皮粥：生地黄 15g，牡丹皮 15g，扁豆花 10g，大米 50g。将生地黄、牡丹皮水煎取汁，加大米煮为稀粥，待熟时调入扁豆花，再煮一二沸服食。

3. 精神心理调摄

对银屑病患者应帮助其树立战胜疾病的信心，保持健康、乐观的心态，做好长期耐心治疗的心理准备，消除恐惧，加强自身保健。鼓励患者多参加公益活动，广交朋友，保持豁达的心态。

病案举例

【病案 1】

张某，男，29 岁。初诊时间：2008 年 10 月 15 日。

因双下肢反复红斑、鳞屑伴瘙痒半年来诊。患者于半年前无明显诱因于双下肢出现红斑、丘疹，伴脱屑，喝酒后加重，在广东省中医院皮肤科门诊诊断为寻常型银屑病，予中西药等治疗后患者皮疹颜色变浅。5 天前因饮食不慎后皮疹加重，颜色变深，范围逐渐扩大。刻下症：患者神清、精神可，双下肢红斑、丘疹，伴鳞屑，瘙痒明显，口苦口干，纳眠可，二便正常。舌暗红，苔微黄腻，脉细。

专科检查：双下肢散在红斑、丘疹、鳞屑。

中医诊断：白疕（血热瘀滞）。

西医诊断：寻常型银屑病。

治则治法：凉血清热祛瘀。

中药处方：皮肤解毒汤加减。乌梅 15g，莪术 10g，紫草 15g，土茯苓 20g，石上柏 15g，白花蛇舌草 15g，牡丹皮 15g，生地黄 30g，水牛角 30g（先煎），赤芍 15g，泽兰 15g，九节茶 15g，陈皮 15g，甘草 10g。

水煎服，每日 1 剂，连服 14 天。

二诊：2008 年 10 月 29 日。

服药后双下肢皮疹明显好转，未见新发，瘙痒明显，仍口苦口干，纳眠可，大便偏烂，小便调。舌暗红，苔微黄腻，脉细。上方加薏苡仁 20g 健脾祛湿以实大便。

水煎服，每日 1 剂，连服 28 天。

三诊：2008 年 11 月 26 日。

服药后皮疹颜色逐渐减退，瘙痒反复，仍口苦口干，纳眠可，二便调。舌暗红，苔微黄腻，脉细。现患者皮疹逐渐消退，血热渐清，仍有瘙痒反复。上方加白鲜皮 15g 祛风止痒。

水煎服，每日 1 剂，连服 28 天。

四诊：2008 年 12 月 24 日。

服药后皮疹基本消失，瘙痒消失，无口苦口干，纳眠可，二便调。舌暗淡，苔微黄，脉细。

继续原方巩固疗效。

按语： 本案患者双下肢红斑、丘疹，上覆银白色鳞屑，口苦口干，瘙痒，为血热蕴肤的表现；舌暗红、苔微黄腻、脉细俱是血热瘀滞之象，故辨证为血热瘀滞，治以凉血清热祛瘀为法。禤教授以自拟皮肤解毒汤加味。方中以水牛角、紫草、土茯苓、生地黄清热凉血解毒，牡丹皮、赤芍、莪术、九节茶、泽兰活血化瘀，乌梅敛阴，白鲜皮祛风止痒，配合石上柏、白花蛇舌草等有抗癌、抗增生作用的中药，并以陈皮、薏苡仁健脾祛湿以理中焦。药对病机，故效果明显。

【病案 2】

彭某，女，30 岁。初诊时间：2008 年 5 月 10 日。

因头皮红斑、鳞屑伴瘙痒 7 年来诊。患者 7 年前头皮起红斑、鳞屑，瘙痒明显，曾于当地医院就诊，考虑为银屑病，予外用派瑞松，口服阿维 A 胶囊、雷公藤多苷片等治疗后，红斑、鳞屑减少，瘙痒可缓解，但停药后病情反复，逐渐出现膝关节疼痛。遂到广东省中医院皮肤科寻求中医治疗。刻下症：头皮、耳后起红斑、鳞屑，伴瘙痒，双膝关节疼痛，纳可，眠欠佳，二便正常。舌暗红，苔黄，脉弦细。

专科检查：头皮、耳后起境界清楚的红斑，上覆银白色鳞屑，束发征阳性。

中医诊断：白疕（血热瘀滞）。

西医诊断：银屑病。

治则治法：凉血清热祛瘀。

中药处方：皮肤解毒汤加减。乌梅 15g，莪术 15g，紫草 15g，土茯苓 20g，石上柏 15g，白花蛇舌草 15g，牡丹皮 15g，生地黄 20g，水牛角 20g（先煎），赤芍 15g，泽兰 15g，九节茶 20g，甘草 10g。

水煎服，每日 1 剂，共 14 剂。

其他治疗：予吡硫翁锌气雾剂外用于头皮，茶菊脂溢性洗液（广东省中医院自制中成药）外洗头部。

嘱预防感冒，避免过度劳累，避免受寒及精神刺激，忌辛辣、鱼虾、腥荤动风之物。

二诊：2008 年 5 月 24 日。

患者头皮、耳后红斑颜色较前变淡，鳞屑减少，瘙痒明显缓解，仍有膝关节疼痛，末次月经有痛经、血块，纳眠可，二便调。舌暗红，苔黄，脉弦细。

药已中的，结合脉证考虑，上方加当归、桃仁以加强活血祛瘀调经之力。

水煎服，每日 1 剂，共 14 剂。

三诊：2008 年 6 月 7 日。

服药后患者耳后红斑消退，头皮红斑、鳞屑减少，无明显瘙痒，膝关节疼痛减轻，胃脘少许不适，眠可，二便调，月经来潮，量色正常，无痛经、血块。舌淡暗，苔白，脉弦细。

皮损好转、膝关节疼痛减轻、月经恢复正常俱为病邪渐去之征；胃脘少许不适，舌淡暗，现脾虚之象。病至后期应加强扶正，上方去乌梅之酸涩，加茯苓、白术、陈皮、海螵蛸以健脾和胃制酸，加薄盖灵芝以调节免疫。

水煎服，每日 1 剂，共 14 剂。

四诊：2008 年 6 月 21 日。

患者头皮、耳后红斑颜色较前变淡，鳞屑减少，瘙痒明显缓解，无明显膝关节疼痛，纳眠可，二便调。舌淡暗，苔白，脉弦细。

患者皮损已大部分消退，无瘙痒，无明显膝关节疼痛，瘀热已退。上方去紫草、桃仁，白芍易赤芍，巩固治疗。

按语：本案患者素体血燥，复为外邪所袭，致局部气血运行失畅，血热蕴结肌肤而成此病，治疗上以"急则治其标"为原则，前期以凉血清热祛瘀为主，病情好转后以健脾和胃、调和气血为法治其本，较好地处理了祛邪与扶正之间的关系，故收到较好疗效。

第九节　脂溢性皮炎

脂溢性皮炎是以红斑、表面覆有油腻性鳞屑或痂皮为临床特征的慢性炎症性皮肤病，一般好发于皮脂腺较多的部位。西医认为本病病因不明，可能与免疫、遗传、内分泌、神经和环境因素等有关。治疗原则为消炎、杀菌、祛脂、止痒，常外用钙调磷酸酶抑制剂，内服维生素 B、四环素等治疗。

本病在中医学上属"白屑风""面游风"等范畴。禤教授在多年临床中发现，本病反复发作，常与肾阴不足，相火过旺，上冲头面有关，临床以肾阴虚证多见，治以养阴清热，采用二至丸加味治疗。常用组方：女贞子、旱莲草、桑椹、生地黄、丹参（后下）、茯苓、鱼腥草、桑白皮、侧柏叶、布渣叶、益母草、生甘草。

在日常生活中，应注意皮肤护理，预防感染。饮食方面，忌食辛辣刺激食物，如烟酒、辣椒、咖啡、浓茶，少吃油腻甜食，多吃杂粮和新鲜蔬菜、水果。同时保持健康、乐观的心理，改善不良行为和饮食习惯，配合医生积极治疗等，对本病的康复有很好的辅助作用。

病案举例

【病案 1】

陈某，女，23 岁。初诊时间：2009 年 3 月 16 日。

因面部起油腻红斑、脱屑伴瘙痒 1 月余来诊。患者于 1 个多月前面部油腻起红斑，伴瘙痒，搔抓后脱屑，逐渐加重，曾到外院就诊，诊断为脂溢性皮炎，经治疗后病情仍反复发作，遂到广东省中医院皮肤科诊治。刻下症：面部起油腻红斑，伴瘙痒，散见脱屑，纳可，眠差多梦，大便 2 日一行，小便可，舌红，苔薄黄，脉细数。

专科检查：面部油腻性红斑，散见脱屑。

中医诊断：面游风（肾阴不足，相火上熏）。

西医诊断：脂溢性皮炎。

治则治法：滋阴降火。

中药处方：脂溢性皮炎方加减。丹参 20g（后下），蔓荆子 15g，生地黄 20g，土茯苓 20g，桑椹 20g，女贞子 20g，旱莲草 15g，侧柏叶 15g，布渣叶 15g，桑白皮 15g，白鲜皮 15g，鱼腥草 15g，徐长卿 15g，甘草 10g。

其他治疗：祛风止痒片（广东省中医院自制中成药）内服以祛风止痒，配合口服抗过敏药。

二诊：2019 年 3 月 26 日。

药后面部油腻减轻，红斑部分消退，脱屑减少，瘙痒减轻，睡眠好转，稍口干，大便 1 日一行，质稍干。舌红，苔薄黄，脉细数。

中药处方：丹参 20g（后下），蔓荆子 15g，生地黄 20g，土茯苓 20g，桑椹 20g，女贞子 20g，旱莲草 15g，侧柏叶 15g，布渣叶 15g，桑白皮 15g，白鲜皮 15g，鱼腥草 15g，徐长卿 15g，合欢皮 15g，芦根 15g，防风 15g，甘草 10g。

三诊：2019 年 4 月 6 日。

红斑消退，面部油腻不明显，无瘙痒，无口干，纳眠可，二便调。舌淡红，苔薄黄，脉细。

中药处方：丹参 20g（后下），蔓荆子 15g，生地黄 20g，土茯苓 20g，桑椹 20g，女贞子 20g，旱莲草 15g，侧柏叶 15g，布渣叶 15g，桑白皮 15g，白鲜皮 15g，鱼腥草 15g，徐长卿 15g，芦根 15g，防风 15g，甘草 10g。

继续服用以巩固治疗。

按语：本案患者面部红斑、油腻属肾阴不足，相火过旺，上熏头面所致；虚火上扰，故眠差多梦；火旺津枯，故大便 2 日一行；舌红、苔薄黄、脉细数俱为阴虚火旺之征。证属肾阴不足，相火上熏。治当以滋阴降火为法，禤教授用自拟脂溢性皮炎方，方中生地黄、桑椹、桑白皮、女贞子、旱莲草清热泻火养阴；布渣叶、丹参、侧柏叶凉血活血兼以祛脂；白鲜皮、土茯苓、鱼腥草解毒除湿，清热止痒；徐长卿、蔓荆子祛风止痒；合欢皮安神解郁；甘草解毒清热，并能调和诸药。全方滋肾阴而调整内环境，清血热而祛脂解毒，从而标本兼治，故取得良好效果。

第六章　禤国维国医大师查房实录

第一节　带状疱疹神经痛

叶某，女，72岁。

【**主诉**】左侧小腿色素沉着伴疼痛4月余。

【**现病史**】患者4个月前曾因带状疱疹住院治疗，水疱消失后出院，左小腿皮肤仍有色素沉着，自诉仍有放射性疼痛且夜间加重，服普瑞巴林胶囊无效，为求进一步诊治遂来我院就诊，门诊以"带状疱疹神经痛"收入我科。刻下症见：患者神清，精神疲倦，左侧小腿色素沉着伴疼痛，纳可，眠差，二便调。舌淡红，苔薄白，脉弦细。

【**查体**】左侧小腿遗留色素沉着，未见红斑、丘疹、水疱等皮损。心肺查体无异常，腹平坦，全腹无压痛、反跳痛，肠鸣音正常，双肾区叩击痛（－）。

【**辅助检查**】血常规、肝功8项，生化7项、凝血6项等未见明显异常。

【**既往史**】既往体健，无高血压、糖尿病、肝炎及结核等病史。

【**诊断**】西医诊断：带状疱疹后神经痛。

中医诊断：蛇丹愈后痛——气虚血瘀证。

问难：如何辨带状疱疹神经痛的病因病机？

释难：本病以本虚标实为主。该病早期主要是由于感受湿、热、风、火、毒邪郁于经络，不通则痛；后期精、气、血、津、液等精微物质亏虚，不荣则痛。患者目前可见左小腿色素沉着伴疼痛，脉弦，乃瘀血阻络之象；精神疲倦，眠差、舌淡红，苔薄白，脉细，乃气虚之征。气虚血瘀，虚实夹杂，不荣及不通两方面均致使患者疼痛不已。

【治法】益气活血，通络止痛。

问难：如何选用中药之止痛药？年老体弱之人，该如何论治？

释难：中医方面应考虑在辨证论治原则的基础上有选择地应用止痛中药。常用延胡索、乳香、没药、三七、郁金等活血化瘀药，白芍、川楝子、枳实等柔肝理气药，豨莶草、木瓜、徐长卿等祛风湿药，上述药物均有一定的止痛作用。对年老体弱的患者适当加入补虚之药往往能增强止痛作用，如党参、黄芪、当归、熟地、灵芝之类。

【处方】自拟带状疱疹方加减。

【用药】薏苡仁 20g，白芍 20g，郁金 15g，延胡索 20g，三七粉 3g（冲服），徐长卿 20g，鸡内金 20g，醋没药 10g，薄盖灵芝 15g，诃子 10g，牛蒡子 15g，珍珠母 30g（先煎），甘草 10g。

水煎服，日 1 剂。

其他治疗：予金粟兰酊外搽，日 3 次。

问难：处方依据及思路是什么？

释难：该患者年老体弱，在治疗上应以益气祛瘀、通络止痛为主，注意扶助正气。选用郁金、延胡索、三七、徐长卿、鸡内金、醋没药、薏苡仁、白芍、薄盖灵芝，起到活血通络，蠲痹止痛、补益正气的效果。徐长卿"治筋骨疼痛"（《简易草药》），其提取物中含有丰富的丹皮酚、黄酮类化合物，有实验研究证明了其水煎剂具有明显的镇痛作用。诃子"通利津液，主破胸膈结气（《药性论》）"，可用于带状疱疹后神经痛气滞于胸胁，血行不畅者。豨莶草"治肝肾风气，四肢麻痹……风湿诸疮"(《本草纲目》),现代药理研究表明,豨莶草具有明显的抗炎镇痛作用。薏苡仁有利湿健脾、舒筋除痹的功效,对于带状疱疹后局部筋脉拘挛不适者,疗效明显,而现代药理研究表明其具有明显的镇痛消炎的作用。牛蒡子有解毒消肿之功,药理研究表明,牛蒡子有抗炎、免疫调节和神经保护作用。薄盖灵芝能扶正安神,《神农本草经》将灵芝列为上品,而薄盖灵芝较普通灵芝口感更好,没有明显苦味,患者更乐于接受。珍珠母潜镇安神,甘草调和诸药。

问难:带状疱疹神经痛患者该如何进行调养?

释难:老年人带状疱疹后神经痛迁延难愈,要注意心理治疗,医生和患者家属应给予适当安慰,减轻心理负担,使患者情绪稳定,积极配合治疗。能饮酒者可以酌情选用三七木瓜酒:三七 15g,木瓜 35g,白酒 500mL。将三七、木瓜同时放入白酒中,加盖密封,浸泡 15 天后,每天少量饮用。

【疗效】经过治疗后患者左下肢疼痛较前明显缓解,精神佳,纳眠可。

第二节　系统性红斑狼疮

朱某,女,28 岁。

【主诉】双手、面部起红斑无痒痛 5 个月,伴关节疼痛 1 周。

【现病史】患者于 5 个月前右手指指尖出现红斑,随后双手手指、手掌及面部相继出现红斑。患者遂至当地诊所就诊,考虑为"皮炎",经治疗后,病情无缓解。1 周前出现关节疼痛,在外院诊断为:系统性红斑狼疮。予强的松(30 毫克/天)治疗,关节疼痛无明显缓解,面部及双手足皮疹无明显消退。遂至我院门诊就诊,为求进一步治疗，由门诊收入我科住院治疗。刻下症：神清，精神尚可，双面颊、双手散见红斑，双肩关节、膝关节疼痛，晨起明显，时有腰酸痛，口干，纳可，眠一般，二便调，舌淡红，苔薄黄，脉细。

【查体】颜面部见蝶形红斑，双手指掌见散见红斑、丘疹。全身浅表淋巴结未触及肿大，心肺查体无异常，腹平坦，全腹无压痛、反跳痛，肠鸣音正常，双肾区叩击痛（－）。

【辅助检查】血常规：白细胞 $3.53×10^9$/L，红细胞 $4.93×10^{12}$/L，血红蛋白浓度 88 g/L，血小板计数 $88×10^9$/L。自免 12 项：抗核抗体（＋），颗粒型，效价为 1∶320；抗 SSA（＋）；抗 Sm（＋）；抗 U1－RNP（＋）。免疫 6 项未见异常。

【既往史】否认高血压、糖尿病等病史。

【诊断】西医诊断：系统性红斑狼疮。

中医诊断：红蝴蝶疮——阴虚内热证。

问难：如何辨红蝴蝶疮的病因病机？

释难：红蝴蝶疮多因素体禀赋不足，肾阴亏耗，阴阳失调，气血失和，热毒瘀阻脉络，内伤脏腑，外阻肌肤而致，久之阴损及阳，则表现为阴阳两虚。本案患者先天禀赋不足，肝肾亏虚，虚火外越，热郁肌肤，故见皮肤红斑；阴液亏耗，关节失养，故关节疼痛；心肾不交故眠差。舌淡红、苔薄黄、脉细为肝肾不足之象。

【治法】滋阴清热，活血通络。

【处方】六味地黄汤加减。

【用药】生地黄 15g，薏仁肉 30g，牡丹皮 15g，山茱萸 15g，泽泻 15g，山药 20g，首乌藤 15g，赤芍 20g，鸡血藤 15g，秦艽 15g，甘草 5g。

其他治疗：滋阴狼疮胶囊（广东省中医院自制中成药）内服以滋阴降火，凉血活血；强的松 30 毫克/天，抑制免疫、抗炎，配合碳酸钙维 D3 片、兰索拉唑肠溶片补钙、护胃。

问难：补肾法如何在系统性红斑狼疮中应用？

释难：肾为先天之本，亦为一身阴阳之根本，肾虚不足，百病由是而生。《景岳全书·虚损》云："肾水亏，则肝失所滋而血燥生；肾水亏，则水不归源而脾痰起；肾水亏，则心肾不交而神色败；肾水亏，则盗伤肺气而喘嗽频……。故曰：虚邪之至，害必归肾；五脏之伤，穷必归肾。"本病虽病机复杂，但虚虚实实之中，肾阴亏虚是贯穿病程之主线，补肾滋阴为其治疗大法。本病最常见的临床症状有：颜面红斑、身热起伏、脱发、面赤潮红、头目眩晕、腰膝酸痛、劳则加重；女子月经不调，经色紫暗，或经来腹痛，甚则闭经；反复口舌生疮，肌肤瘀点、瘀斑，舌质红或有瘀点，苔黄，脉细数等。治以补肾阴、解瘀毒为原则，方药常以六味地黄汤加青蒿、益母草为基本方。当然系统性红斑狼疮临床表现错综复杂，除肾虚瘀毒外，尚有毒热炽盛、脾肾阳虚、风湿热痹等其他证型，应辨证施以祛风散寒、温补脾肾、化饮利水、凉血解毒等法。

问难：治疗系统性红斑狼疮中，如何中西医结合？

释难：系统性红斑狼疮常累及多个脏器，病情较重。在疾病初期和病情活动期，有高热、关节痛、斑疹等表现者，以激素治疗为主，迅速给药，保护重要脏器，同时采用清热解毒、凉血护阴的中药辅助治疗。病情控制后，由于炎症病变的破坏与消耗，机体抵抗力降低，加之大剂量应用激素，引起机体的代谢和内分泌紊乱，水电解质平衡失调。从中医学角度看是毒热耗伤气阴，产生神倦乏力，心烦不眠、五心烦热、低热缠绵、自汗盗汗、舌红少苔等症状，辨证为肾阴亏耗、气阴两伤、阴阳失调，治宜扶正驱邪、养阴益气、调和阴阳。此时应以中药为主，调节整体阴阳气血及脏腑机能，稳定免疫系统。

【疗效】经治疗后患者关节疼痛较前明显缓解，精神好转，纳眠可。出院后，患者一直于禤教授门诊使用中药治疗1年余，激素逐渐减量至5毫克/天，面部、手足红斑全部消退，关节无明显疼痛。

第三节　银屑病

张某，女，45 岁。

【主诉】全身散在红斑、丘疹、脱屑伴瘙痒 5 月余，加重 1 月余。

【现病史】缘患者于 5 个月前无明显诱因头皮开始出现红斑、丘疹，上覆厚层鳞屑，少许瘙痒，无明显渗液，在外院诊断为"银屑病"，经治疗后症状改善不明显，随后皮疹逐渐蔓延至躯干、四肢，以红斑、丘疹为主，部分皮疹合成斑块，上覆银白色鳞屑，皮疹边界清晰，少许瘙痒，患者遂至我院门诊就诊，门诊考虑为"银屑病"，建议患者住院治疗，遂拟上述诊断收入我科住院治疗。

刻下症：患者神清，精神可，头面、躯干、四肢散在红斑、丘疹、斑块，边界清楚，上覆鳞屑，部分指甲呈顶针样损害，伴瘙痒，无关节疼痛，纳眠一般，大便 3 次/日，质软，小便可。舌暗红，苔微黄腻，脉细。

【既往史】无特殊。

【诊断】西医诊断：银屑病。

中医诊断：白疕——血热瘀滞

问难：银屑病的中医病因病机如何理解？该患者的辨证依据是什么？

释难：中医学认为银屑病多由素体血热，复为外邪所袭，致局部气血瘀滞，血热蕴肤所致。病久则气血耗伤，血虚风燥。

本案患者头面、躯干、四肢散在红斑、丘疹、斑块，上覆鳞屑，为血热蕴肤的表现；舌暗红、苔微黄腻、脉细是血热瘀滞之象。

【治法】凉血清热祛瘀。

问难：为何以凉血清热祛瘀为治法？

释难：本案患者素体血热，复为外邪所袭，致局部气血运行失畅，血热蕴结肌肤而成此病，"从血论治"是治疗银屑病的关键，故治疗上以凉血清热祛瘀为法。银屑病患者具有真皮层血管迂曲、血液黏稠度高的特点。现代药理研究表明，活血化瘀药物能改善血液流变学及微循环，改善炎症反应，促使细胞增殖病变向正常转化。

【处方】皮肤解毒汤加减。

【用药】乌梅15g，莪术10g，紫草15g，土茯苓20g，石上柏15g，白花蛇舌草15g，牡丹皮15g，生地黄30g，水牛角30g（先煎），赤芍15g，泽兰15g，九节茶15g，陈皮15g，甘草10g。

水煎服，每日1剂。

其他治疗：甲氨蝶呤10mg静滴，每周1次以抗炎抑制免疫。

问难：银屑病血热瘀滞证如何遣方用药？

释难：褟老常用皮肤解毒汤为主方加减，方中以水牛角、紫草、土茯苓、生地黄清热凉血解毒，牡丹皮、赤芍、莪术、九节茶、泽兰活血化瘀，乌梅敛阴，白鲜皮祛风止痒，配合石上柏、白花蛇舌草等有抗癌、抗增生作用的中药，并以陈皮健脾和胃。

问难：银屑病在日常调护方面有何注意点？

释难：注意生活规律，放松精神，保持心情愉快和大便通畅，避免感冒及紧张、焦虑等不良情绪，切勿强行撕脱或剥除皮屑。忌烟酒、浓茶和咖啡。均衡饮食营养。

【疗效】经治疗后患者原皮疹颜色较前明显变淡，部分皮疹消退，瘙痒较前明显减轻。

第四节　特应性皮炎

杨某，女，8岁。

【主诉】反复全身多处干燥肥厚脱屑伴瘙痒2年余，加重1周。

【现病史】患儿2年前开始全身多处见干燥性皮疹，脱屑伴瘙痒，以四肢屈侧尤甚，出汗后加重，在外院确诊为特应性皮炎，先后予抗组胺药、醋酸泼尼松抗炎抗过敏及外用他克莫司软膏治疗，病情仍反复发作。1周前背部见新起红斑、丘疹，部分融合成片，有糜烂渗出，伴血痂、抓痕，自觉瘙痒加重，严重影响睡眠。遂到广东省中医院皮肤科门诊就诊，收入我科住院治疗。刻下症：患儿烦躁好动，食欲不佳，眠差，多梦，二便可。舌尖红苔薄黄，脉数。

【查体】双侧肘窝、腘窝、双臀皱褶部皮损呈苔藓样变，上覆少量脱屑，上肢散见抓痕，背部可见红斑、丘疹、糜烂、渗出、血痂。

【辅助检查】血常规、肝肾功能、凝血、CRP、总IgE、自免、免疫等未见明显异常。

【既往史】过敏性鼻炎病史。

【诊断】西医诊断：特应性皮炎。

中医诊断：四弯风——心脾积热，风湿热困证。

问难：如何理解四弯风的病因病机？

释难：特应性皮炎多由先天禀赋不耐，胎毒遗热，外感淫邪，饮食失调，水湿留恋，郁而化热，内外之邪郁滞于肌肤而发病。病情迁延，反复发作，耗伤阴血，致使阴虚血燥，肌肤失养。婴儿期以心火为主。儿童期以心火脾虚交织互见为主。青少年和成人期，因病久心火耗伤元气，脾虚气血生化乏源，血虚风燥，肌肤失养而致。本病的基本病机以脾虚湿滞为本，风湿热邪为标。

【**治法**】健脾清心，祛风除湿。

问难：小儿与成人脏腑功能差异较大，该如何辨证论治？

释难：小儿处于生长发育的高峰期，生长力旺盛，所需的水谷精微物质多，脾胃却常虚弱，加上小儿控制力差，容易饥饱过度，脾胃之气容易紊乱失调。脾胃不足，运化失司，湿邪食积停滞，日久化热，溢于皮肤则发为本病。湿邪较甚，则表现为黄水浸淫肌肤，红肿痒痛；若热邪较甚，津液消耗，则表现为干燥肥厚。小儿脏腑娇弱，脏腑机能未全，治疗上一般不能大补大泻，亦不能过寒过热，常以健脾和胃，补益肺气为法。在固护脾胃的基础上，可酌情配合疏肝补肾法治疗。

【**处方**】自拟小儿特应性皮炎方加减。

【**用药**】北沙参、茯神、布渣叶、蝉蜕各 15g，葛根、百合、薏苡仁、玄参、防风、生地黄、白鲜皮、紫苏叶、地骨皮各 10g，甘草 5g，珍珠母 20g。

水煎服，每日 1 剂。

其他治疗：予盐酸赛庚啶片 1mg，每日两次。外用药：予消炎止痒霜、复方蛇脂软膏、复方尿素软膏（广东省中医院院内制剂）混合涂擦患处，每日 2～3 次。嘱其勿过度清洁皮肤，建议穿纯棉衣物，忌食辛辣刺激及容易引起过敏的食物，如公鸡、牛羊肉、鹅、鸭、海鱼、菠萝、芒果等。

问难：特应性皮炎反复发作，缠绵难愈，该如何预防和调护？

释难：特应性皮炎需要特别重视日常的调护。特应性皮炎患儿皮肤生理功能异常，免疫功能紊乱，对外界刺激十分敏感，所以家长应尽量让患儿避开粉尘、空气污染严重的地方。此外，因为皮肤屏障破损，汗液也会对患儿的皮肤产生刺激，故特应性皮炎患儿应避免进行一些出汗过多的活动，出汗后要尽快擦拭干净，同时应避免过度日晒。勿过度沐浴清洁，患儿洗浴时尽量不用沐浴露、香皂等，以免进一步使脆弱的皮肤屏障受损。每日可使用合适的润肤剂，帮助皮肤修复。

问难：特应性皮炎如何根据病情辨证用药？

释难：若小儿皮肤黄水浸淫、瘙痒较甚配以土茯苓、地肤子等加强清热燥湿止痒。若全身皮肤干燥瘙痒，则加麦冬、玄参、乌梅、五味子，与基础方中原有之防风形成收散之势，兼以生津润燥之功。若患儿有过敏性鼻炎病史，可加辛夷，以疏散风寒，宣通鼻窍。若病情日久可加山萸肉、芡实等，旨在补益肝肾，扶正固本。禤教授在治疗儿童特应性皮炎时，特别强调用药的安全性，常言不可为追求短期疗效而激进用药。另外还指出要考虑到小儿喂药困难，处方时尽量选一些有效且味甘平之药，让汤药服用起来更容易被患儿所接受。

【疗效】经治疗后患儿四肢屈侧、躯干仅遗留少许色素沉着，皮肤干燥情况明显改善，瘙痒基本缓解。

第五节　丹　毒

陈某，女，52岁。

【主诉】右小腿红肿热痛伴发热9天。

【现病史】患者于9天前在海南旅游返程后开始出现发热，体温最高达38.8℃，伴恶寒，右侧小腿红肿、疼痛，局部皮温升高，有烧灼感、紧绷感，无波动感。在外院诊断为"丹毒"，行抗感染治疗3天，体温无明显下降趋势，右侧小腿红肿逐渐加重，遂就诊于本院急诊。为求进一步治疗，以"丹毒"收住我科。刻下症见：患者神清，精神疲倦，右侧下肢局限性红肿，触痛不甚，压之退色，足背动脉搏动尚可。睡眠可，食欲可，大小便可，舌红，苔黄厚腻，脉弦数。

【查体】体温 38.5℃，神志清楚，右侧小腿局限性红肿，面积约 15cm×5cm，触痛不甚，压之退色，足背动脉搏动尚可。心肺查体无异常，腹平坦，全腹无压痛、反跳痛，肠鸣音正常，双肾区叩击痛（－）。

【辅助检查】双下肢动静脉彩超未见明显异常。血常规示白细胞 $15.32×10^9/L$，中性粒细胞 $12.15×10^9/L$，超敏 C 反应蛋白 20.0mg/L。

【既往史】既往有足癣病史，否认高血压、糖尿病、冠心病史，否认乙肝、结核等病史。

【诊断】西医诊断：丹毒。

中医诊断：丹毒——湿热毒蕴证。

问难：如何辨丹毒的病因病机？

释难：丹毒多因素体火旺，血分有热，加之在肌肤破损处有湿热火毒之邪乘隙侵入，郁阻肌肤而发。在外表现为赤如涂丹之色，在内则有口干便秘、烦躁等热盛之证。血热为病之本，外受毒邪乃病之标，久则热毒瘀阻，故发为本病。

【治法】清热解毒，利湿通络。

【处方】五味消毒饮合四妙勇安汤加减。

【用药】金银花 20g，野菊花 20g，蒲公英 20g，紫花地丁 10g，玄参 15g，当归 10g，川牛膝 10g，牡丹皮 10g，黄柏 10g，苍术 10g，薏苡仁 30g，土茯苓 15g，九节茶 15g，毛冬青 15g，甘草 10g。

其他治疗：配合青霉素静滴治疗。

问难：四妙勇安汤在皮肤科的应用如何？

释难：清代医家鲍相璈在《验方新编》中称四妙勇安汤治疗脱疽"一连十剂，永无后患"，虽然药仅四味，但剂量大、效用专，服后效力勇猛，具有清热解毒、活血止痛的功效，故将此方命名为"四妙勇安汤"。方中重用金银花、玄参为君以清热解毒。《本草纲目》谓金银花"主一切风湿气，及诸肿毒、痈疽……散热解毒"，《本草正义》谓玄参"直走血分而通血瘀"，两药合用，既清气分邪热，又解血分热毒，且玄参尚有养阴散结之效。臣以当归能活血祛瘀。《本草从新》曰当归："甘温和血……为血中气药"，"润胃肠，泽皮肤，祛瘀生新……使气血各有所归"。甘草生用，一则助金银花泻火解毒，二则合当归、玄参养阴生津，三则调和诸药，为佐使。

问难：治疗丹毒时，如何中西医结合？

释难：西医学多采用局部处理及全身抗菌的方法治疗本病，通过控制炎症、消除水肿来达到缓解症状的目的。虽然青霉素、头孢菌素类抗生素治疗丹毒疗效显著，但单独应用抗生素可能存在抗生素耐药风险、细菌残留、菌群失调、免疫功能紊乱等问题，病情常容易复发。中西医结合治疗丹毒疗效较好。本例患者以湿热毒蕴为主，故在五味消毒饮及四妙勇安汤的基础上进行加减化裁。方中金银花、野菊花、蒲公英、紫花地丁清热解毒、凉血消肿，玄参清热凉血、泻火解毒滋阴，当归补血活血止痛，牛膝补肝肾、强筋骨、引血下行，牡丹皮、毛冬青、九节茶清热凉血、活血祛瘀，黄柏清热燥湿、泻火解毒、除骨蒸，苍术燥湿健脾，土茯苓、薏苡仁利水渗湿、健脾除痹，甘草补脾益气、缓急止痛、清热解毒、调和药性，诸药合用，共奏清热解毒、利湿通络之功。现代药理学研究表明，金银花、蒲公英、野菊花、紫花地丁等清热解毒类中药具有广谱抑菌作用，对革兰阳性菌、革兰阴性菌、真菌、螺旋体等多种病原微生物均有不同程度的抑制作用；玄参提取物具有良好的抗肿胀作用；牛膝煎液具有扩张下肢血管的作用，能够使下肢血流量显著增加；牡丹皮的主要成分丹皮酚具有抗菌、镇痛、抗炎的作用，还可改善机体血液黏稠度，抑制血小板聚集与黏附，增强红细胞的变形能力，有利于促进微循环。

【疗效】经治疗后患者右小腿皮肤红肿逐渐消退，遗留色素沉着。

第六节　皮肌炎

李某，男，54岁。

【主诉】全身反复出现红斑、瘙痒伴肌肉酸痛数月。

【现病史】患者数月前全身反复出现红斑、瘙痒伴肌肉酸痛，夜间加重，皮肤干燥，肌肉萎缩，乏力，口腔溃疡，曾在外院行皮肤活检术确诊为皮肌炎，经治疗后病情仍反复。现为求中医治疗，到广东省中医院就诊，由门诊收入院治疗。

刻下症：全身多处红斑、瘙痒，皮肤干燥，肌肉酸痛，乏力，口腔溃疡，纳眠可，二便调，舌淡红，苔薄白，脉细。

【查体】全身多处红斑，皮肤干燥，肌肉萎缩，口腔溃疡，额部和双上眼睑水肿性红斑，皮肤异色样变。

**【辅助检查、查抗核抗体阳性，效价为1∶100。肌酶、肌红蛋白、尿常规正常。血常规基本正常。

【既往史】无特殊。

【诊断】西医诊断：皮肌炎。

中医诊断：肌痹——脾肾不足。

问难：皮肌炎的中医病因病机如何理解？

释难：中医认为本病主要是禀赋不耐，气血亏虚于内，风湿热邪侵于外而成。湿热交阻，气血凝滞，经络闭阻而发为红斑、肌痛，气阴两虚则肌肉萎缩。初期可因正不胜邪，湿热淫于肌肤而发病；久病不愈则脾肾亏虚，肌肉无力，四肢不举，口腔溃疡。

【治法】补肾健脾。

【处方】六味地黄汤加减。

【用药】生地黄 30g，熟地黄 15g，山茱萸 20g，牡丹皮 15g，茯苓 20g，鸡血藤 20g，山药 20g，黄芪 60g，五加皮 15g，防风 15g，薄盖灵芝 15g，木棉花 15g，薏苡仁 20g，芡实 20g，甘草 5g。

其他治疗：滋阴狼疮胶囊（广东省中医院自制中成药）以滋阴补肝肾；中成药修疡口服液（广东省中医院自制中成药）以滋阴降火，配合西医常规治疗。

问难：本病例脾肾不足证如何遣方用药？

释难：本病例治以补肾健脾，方用六味地黄汤加减，加五加皮、芡实以补肝肾强筋骨，薄盖灵芝、鸡血藤、黄芪补气养血活血，木棉花清热祛湿，甘草调和诸药。药后诸症明显改善，继续守方巩固，并服薄芝片以调节免疫。

【疗效】治疗后皮损好转，红斑基本消退，肌肉酸痛减轻。

第七节　硬皮病

沈某，女，11 岁。

【主诉】四肢皮肤硬化萎缩 4 年。

【现病史】患者于 4 年前开始双大腿内侧皮肤肿胀、萎缩、凹陷，在外院确诊为"硬皮病"，经治疗效果不佳，逐渐延及双上肢皮肤萎缩，遂到广东省中医院就诊。由门诊收住院治疗。刻下症：双大腿内侧皮肤肿胀、萎缩、凹陷，双前臂、上臂局部皮肤萎缩，纳眠一般，大便溏，舌淡红，苔白，脉弦紧。

【查体】双大腿内侧皮肤硬化、萎缩、凹陷，双前臂、上臂局部皮肤萎缩。

【辅助检查】抗核抗体阳性，效价为 1：100；补体、血常规未见异常。

【既往史】无特殊。

【诊断】西医诊断：硬皮病

中医诊断：皮痹——寒湿凝滞证。

问难：硬皮病的中医病因病机如何理解？该患者的辨证依据是什么？

释难：中医学认为硬皮病主要由脾、肾阳虚，腠理不密，寒湿之邪乘虚内袭。阳虚寒湿凝滞，气滞血瘀、经络阻隔、闭塞不通而成。《类证治裁·痹证》曰："诸痹……良由营卫先虚，腠理不密，风寒湿乘虚内袭。正气为邪所阻，不能宣行，因而留滞，气血凝涩，久而成痹。"该患者四肢皮肤硬化萎缩，大便溏，舌淡红，苔白，脉弦紧俱是内有寒湿之征。

【治法】温经通络。

问难：为何以温经通络为治法？

释难：硬皮病是因脾肾阳虚，寒湿之邪乘虚侵入肌肤，寒湿阻滞，经络不通，气血凝滞而发病。故以温经通络为治法，以达到温补脾肾、调畅气血之效，使得阳气复而寒湿去，硬化、萎缩之肌肤得到濡养，恢复弹性。

【处方】阳和汤加减。

【用药】黄芪 15g，当归 10g，熟地黄 15g，白芥子 10g，鸡血藤 15g，丹参 15g，甘草 10g，赤芍 15g，怀牛膝 15g，鹿角胶（烊化）10g，积雪草 15g，薄盖灵芝 15g，川芎 15g。

其他治疗：内服薄芝片以调节免疫，龙血竭胶囊以活血消肿。

问难：寒湿凝滞证如何遣方用药？

释难：治以温经通络，方以阳和汤加味。以鹿角胶补肾填精，黄芪补气，白芥子化痰，当归、熟地黄、鸡血藤、丹参、白芍养血活血，怀牛膝补益肝肾，共奏温经通络之功，使得阳气复而寒湿去，硬化、萎缩之肌肤恢复濡养。

问难：硬皮病在日常调护方面有何注意点？

释难：硬皮病患者平素应防寒保暖，防止外伤，避免吸烟；多食含丰富维生素、高蛋白且易消化的食物，避免食用辛辣刺激和寒凉食品；避免精神创伤或过度紧张，保持愉快乐观的情绪；适当休息和体育锻炼。

【疗效】患者经住院治疗后病情好转，出院后在褟教授门诊诊治1年后四肢局部萎缩硬化的皮肤变软、变平，逐渐恢复弹性。

第八节　大疱性表皮松解症

陈某，女，12岁。

【主诉】躯干、四肢反复出现疱疹伴瘙痒12年，加重2周。

【现病史】患儿出生后第2天即在右上臂出现水疱及血疱，逐渐增多，泛发至全身，伴瘙痒明显。在当地医院住院诊断为大疱性表皮松解症，经治疗后无明显好转，病情加重，皮疹增多。6月龄时因皮损继发感染，见大量黄色脓性分泌物，伴高热、咳嗽、流涕等，在当地妇幼医院治疗。诊断为脓疱病，上呼吸道感染，予抗生素及激素等治疗，病情稳定后出院。出院后皮疹不断复发，曾多家医院就诊。以中西医药治疗疗效不佳。2周前，患儿躯干、四肢相继出现红斑、水疱，数量持续增加，遂至我院门诊就诊，由门诊收入我科住院进一步治疗。刻下症：神清，精神一般，乏力，口干多饮，躯干、四肢散见大小不等透亮水疱，直径1～5cm，部分水疱破溃后渗出、糜烂，纳差，眠一般，大便偏稀，小便调。舌淡，苔薄黄，脉沉细。

【查体】躯干、四肢散在大小不等水疱，最大有5cm，部分基底色红，疱壁紧张，疱液清亮，尼氏征阴性。部分水疱破溃后渗出、糜烂，部分干涸结痂。皮疹分布在易受摩擦处，口腔、会阴部无皮疹。

【辅助检查】病理检查提示表皮下大疱形成，疱下方真皮血管扩张、充血，周围大量淋巴细胞、组织细胞，少量嗜酸性细胞浸润。

【既往史】否认其他重大内科疾病。

【诊断】西医诊断：大疱性表皮松解症。

中医诊断：天疱疮——脾肾两虚证。

【治法】补肾健脾。

【处方】六味地黄汤加减。

【用药】生地黄 15g，薏仁肉 15g，牡丹皮 15g，鸡血藤 15g，泽泻 15g，山药 20g，太子参 50g，防风 10g，赤芍 20g，白鲜皮 10g，徐长卿 10g，益母草 10g，薄盖灵芝 10g，甘草 10g。

其他治疗：口服滋阴狼疮胶囊（广东省中医院自制中成药）；口服祛风止痒片（院内制剂）；生肌油纱块，复方蛇脂软膏及生肌膏外用。

问难：如何理解大疱性表皮松解症的病因病机？

释难：患儿出生不久即发病，体现了其先天禀赋不足，肾元亏虚，加之脾虚失运，湿浊内停，郁久化热，不得疏泄，熏蒸不解，外越肌肤而发，复受外物摩擦而发为本病。

问难：大疱性表皮松解症患者病程较长，如何根据疾病不同时期辨证用药呢？

释难：本病需要分期治疗，急性期以湿热毒盛多见，临床表现主要为水疱迅速扩大，松弛破裂糜烂，糜烂面鲜红，身热心烦，口渴欲饮，便秘，舌质红绛，苔黄，脉细数。因此，急性发病期以祛邪为主，重在清热除湿解毒，兼顾健脾。可予清脾除湿饮加减，方中栀子、茵陈、苍术清热燥湿；白术、茯苓健脾化湿，野菊花、黄芩清热解毒；生地黄、麦冬、丹皮凉血滋阴；甘草调和诸药。患病日久，湿热灼津耗气，故阴虚夹湿热多见，临床症状主要表现为水疱时起时伏，皮疹以渗出、结痂为主，口渴不欲饮，烦躁少眠，消瘦乏力，咽干唇燥，懒言，舌质淡或有裂纹，少苔，脉沉细。此时脾虚湿蕴，肝肾阴虚，故宜健脾祛湿、养阴清热并重，以清脾除湿饮与六味地黄汤合用。肝肾阴虚而内热者，加龟仁、知母、地骨皮、青蒿清热，麦冬、北沙参、白芍养阴；肝阳不潜者，加珍珠母重镇安神；风热重者，加防风、蒲公英、苦参祛风清热；湿热重者，加茵陈、薏苡仁、粉萆薢以清热祛湿。本病例先天禀赋不足，病情反复，伤阴耗气，症见乏力，纳差，水疱、渗出明显。辨证为脾肾两虚，故治以补肾健脾并重。

问难：如何运用中西医治疗本病？

释难：大疱性表皮松解症属难治性皮肤病，目前尚无特效疗法。西医以局部治疗保护皮肤为主。对于重症患者，还要仔细观察其病情和生命体征，预防感染，维持水、电解质平衡。中医辨证治疗，能增强病人的体质，改善病情。

问难：治疗大疱性表皮松解症患者，该如何发挥中医外治的特色？

释难：根据皮疹情况，可选用性质温和、无刺激性的外用制剂。渗液和结痂时，可用参柏洗液湿敷或浸泡法除之；糜烂面渗液明显者，可使用清热解毒中药外洗，配合紫草油外擦；大疱者可用针管抽吸或针刺放液，注意尽量保持疱壁完整，外涂紫草油；皮疹糜烂面已无渗液者使用生肌膏外擦；对痂皮厚的不能强行剥脱，可应用麻油棉球轻拭或用软膏先包扎，使其软化后再用镊子清除；如患者有黏膜溃疡应注意冲洗护理。

【疗效】治疗后患者无新发水疱，已有水疱大部分破溃、干涸、结痂，精神好转，纳眠可。出院后，患者一直于禤国维教授门诊使用中药治疗 2 年余，复发时间延长，复发次数明显减少，严重程度明显降低。

第九节　荨麻疹

李某，男，49 岁。

【主诉】全身反复起风团伴瘙痒 1 年余，加重伴呼吸困难 2 天。

【现病史】患者于 1 年前全身反复起风团，伴瘙痒，风团骤起骤消，夜间甚，起床后可消退，曾服用抗过敏药物治疗，停药反复，效果欠佳，迁延不愈。2 天前无明显诱因下全身起淡红色风团，伴呼吸困难，遂至急诊就诊。予抗过敏、抗感染药物治疗后，呼吸困难症状减退，但夜间仍起风团，瘙痒剧烈。为求进一步治疗，由急诊收入我科住院治疗。刻下症：神清，精神尚可，躯干、四肢见散在风团，伴瘙痒，怕风，自汗出，舌淡，苔薄白，脉细。

【查体】全身散在分布的大小形状不一的红色风团、水肿性红斑，以躯干、四肢为主，部分融合成片，压之退色；唇部、双手足肿胀，握拳受限，皮肤划痕征（＋）。

【辅助检查】白细胞：17.24×10e9/L，中性粒细胞 15.24×10e^9/L，CRP：43mg/L。

【既往史】否认高血压、糖尿病等病史。

【诊断】西医诊断：荨麻疹。

中医诊断：瘾疹——肺脾气虚证。

【治法】补肺健脾。

【处方】玉屏风散合抗过敏煎加减。

【用药】生地黄 20g，徐长卿各 20g，黄芪 15g，白术 15g，防风 15g，紫苏叶 15g，乌梅 15g，五味子 10g，苦参 10g，地肤子 10g，蝉蜕 10g，五味子 10g，银柴胡 10g，乌梢蛇 10g，地龙 10g，甘草 10g。

配合西医常规治疗。

问难：为什么荨麻疹发病多责于肺脾二经？

释难：荨麻疹外因风邪侵袭，内因脏腑失和而发病。脾胃为后天气血生化之源，脾胃运化失司，气血无以化生，气血亏虚，则易生风化燥，加之外感风邪侵袭肺卫，营卫失调，腠理开合失司而发为本病。故在临床诊治过程中，应该重视肺脾对本病的影响。

问难：临床上见荨麻疹患者虚实夹杂，如何辨证用药？

释难：对于卫气不固型荨麻疹，予玉屏风散合过敏煎加减，以益气固表、祛风散寒；对于肺肾不足型荨麻疹，予六味地黄丸合过敏煎加减，达到补肾敛肺、祛风止痒之功。若风邪偏盛，则加白鲜皮、地肤子、白蒺藜、徐长卿、蝉蜕祛风止痒。若夹有湿热毒邪，则配伍生地黄、丹皮、土茯苓凉血清热、解毒祛湿。若夜间瘙痒甚，影响睡眠，可加炒酸枣仁养心安神。若患者病久夹瘀，加莪术活血化瘀。

问难：方中使用乌梅、五味子等酸收的药物，不担心把病邪滞留于体内吗？

释难：过度的酸收会使病邪滞留。但是药物通过合理配伍使气机的升降出入有效循环，恢复阴阳平衡，是治本之法，常可共奏佳效。方中柴胡、防风主升、主出、主开，乌梅、五味子主降、主入、主合，甘草调和诸药，通过药物的升、降、出、入的特性，调动人体气机，使其正常循环，故不会滞邪于内。

问难：内服中药的同时能配合使用什么中医外治方法治疗荨麻疹？

释难：循足太阳膀胱经和督脉做背部走罐，可激发阳气，疏通经脉，调整脏腑功能，祛除病邪，起到辅助治疗作用。

【疗效】经过治疗后患者躯干、四肢的风团消退。

编后语

　　中西医学理论体系的根本区别在于其概念性质的不同。中医多直觉概念，西医多抽象概念。直觉概念重整体、运动、表象，重点体现没有施加人为干预的自然的理性。抽象概念重局部、静止、本质，重点体现施加了人为干预措施的科学的理性。中医理论在自然理性之下向内求索，在技术指导方面长于实现整体的和谐、平衡。西医理论在科学理性之下向外求索，在技术指导方面长于实现局部的对抗、分离。中、西医能够相互补充，不能相互替代，是显而易见的。

　　学习中医临证思维既需要一分为二地看待阴阳，又需要不忘记阴中求阳、阳中求阴，不把生命现象截然分开，能够将整体思维、辨证思维、平衡思维、共性思维、模式思维贯彻到临床实践中，运用药物的寒、热、补、泻调整好生命的寒、热、虚、实。本书的目的是搭建中医思维和实践之间的桥梁，帮助读者从概念思维进入直觉体悟，从而临证能够敏锐地感知到寒、热、虚、实这些基本证的变化和寒、热、补、泻药物性能的对应，做到病脉相应，以病统证、以证统法、以法统方、以方统药。

禤国维

参考文献

[1] 陈达灿，李红毅，欧阳卫权.国医大师禤国维临床经验实录 [M].北京：中国医药科技出版社，2016.

[2] 党若楠，李红毅，吴元胜，等.国医大师禤国维论中医临证思维 [J].中医药导报，2019，25（7）：1-5.

[3] 杨学鹏.阴阳五行：破译·注释·激活 [M].北京：科学出版社，1998.

[4] 黄元御.四圣心源 [M].北京：中国中医药出版社，2009.

[5] 黄元御.长沙药解 [M].北京：学苑出版社，2011.

[6] 汪裕雄.意象与中国文化 [J].中国社会科学，1993（5）：89-100.

[7] 钱穆.中国文化对人类未来可有的贡献 [J].中国文化，1991（1）：93-96.

[8] 曹奇，路玫.以象释医 [M].北京：人民卫生出版社，2017.

[9] 赵洪钧，马堪温.伤寒论新解 [M].北京：学苑出版社，2019.

[10] 周士一，潘启明.周易参同契新探 [M].长沙：湖南人民出版社，1981.

[11] 王辉武.伤寒论使用手册 [M].北京：中国中医药出版社，2013.